24节气美人方

从25岁一直美到95岁

迷罗◎编著

北京联合出版公司
Beijing United Publishing Co.,Ltd.

逆生长需要顺着养

爱美是女人的天性，相信每个女人都希望自己越活越年轻。

逆生长是每个人的期望，但又总觉得不会在自己身上实现。

当下的生活节奏和现实压力，都在催化着身体的衰老，在大家都越活越老的时候，迷罗身边却出现了一些“神奇生物”。她们成功实现了生命的逆袭。越活越年轻，越活越健康，越活越靓丽。

我的一位好友，相识十年，每一次见面都如初见，依旧保持着十年前的容颜。

别人惊讶于她为何不老时，她会告诉你，逆生长，需要顺着养。是因为我跟上了二十四节气的变化，顺天而生，在对的时间做对的事情，每到一个新的节气都会跟着迷罗老师的课程来料理饮食，按揉经络和练习瑜伽。因此，越活越健康。这样的朋友，迷罗身边不在少数。从黄脸婆，逆袭成为神仙姐姐。这些养生的美人们用实际行动证明了，顺遂节气带给我们的改变。

《黄帝内经》中，讲到自然界每五天为一侯，这一侯之间天地间已经发生微妙的变化。

三侯为一个节气，这一个节气中，则发生了更大的变化。

天气变化了，人体也跟随着变化，是越变越差呢?还是越变越好？这取决于我们有没有跟上节气的脚步，顺遂它的变化。也就是我们常说的是否达到了天人合一。

节气是一种生活方式，养生就是要养成这种健康的生活方式。

二十四节气养生，让所有的女人都升级为健康美人，美不只是体现在容貌上，更要有美的气色、充足的气血和好的心情。

只要我们顺遂着节气，春生夏长秋收冬藏，给自己多一些关爱，每个节气投入一点点精力做合适的方法，就能让逆生长在自己身上实现。虽然容颜不老只能是一种传说，但是延缓衰老是有方法的。迷罗把这么多年来，培养逆龄美人的方法整理出来，送给所有爱美的女人们，祝愿看到这本书的你，貌美如花，身心安好！

目录

春 Spring

秋

Autumn

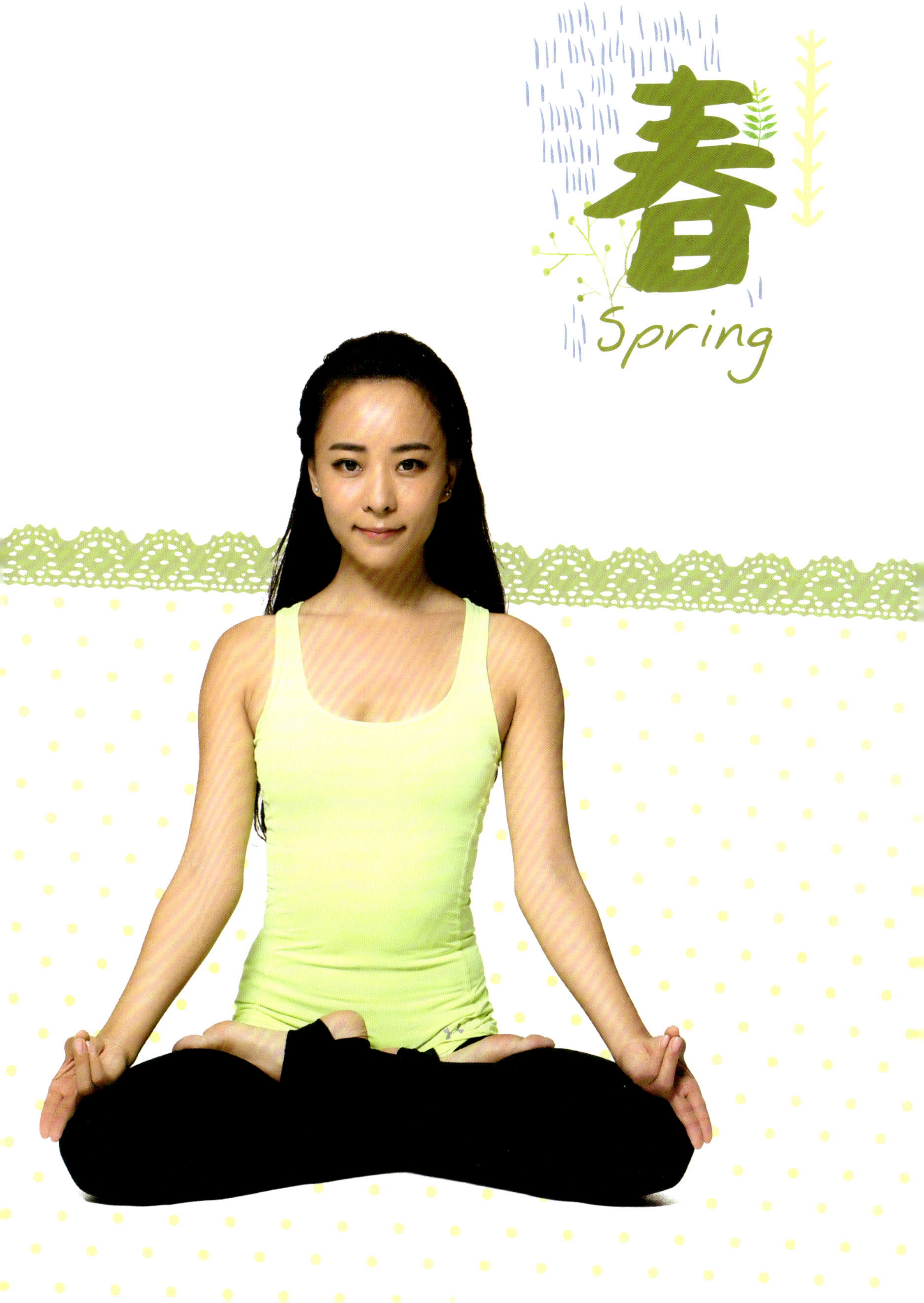
春
Spring

养肝，一年之计在于春

女人什么时候最美，一定是春天。褪掉臃肿的棉衣，换上春装，轻扫蛾眉，皮肤捂了一个冬天没有经过太多的日晒，白白净净的。春风吹扫开秀发露出洁白修长的脖颈，抑或不经意间挽起衣袖露出嫩白手腕，都在散发着女人特有的美。

俗话说："春种一粒粟，秋收万颗子。"春天若养好，一年都美美的，所以一年之计在于春，这个开头可是相当重要。您知道该如何保养吗？让迷罗来给您详细分析一下。

天气有春夏秋冬的变化，人体之气有生长敛藏的规律。春天万物复苏，人体能量正升发向上，所以一个春天走下来，我们会发现什么都是上升的——气温逐渐上升，活力逐渐上升，以至于脾气也跟着上升。

很多女生或多或少感觉到在春天尤其是暮春，自己脾气尤大，难以控制，这其实是肝火的缘故。

中医的观点是春养肝，春天人体的阳气上升，符合肝主升发的特性，要注意保肝护胆。肝阳升发太过时会导致高血压、头晕、头痛等问题，所以春天要多吃青绿色的蔬菜来平衡肝火。

尤其是到了春天的最后两个节气——清明和谷雨，阳气升发最旺，人的火气比较大，所以不适合吃一些补气力强的东西，如人参、党参等，这些食材很容易引起肝火爆发。并且在这两个节气时我们要多伸展、按摩肝经，以增强肝主疏泻的功能，使肝气通畅。

肝火一上来，人变“暴发”户

小娜最近成了传说中的“暴发户”，不过发的不是财，而是脾气。也不知道怎么搞的，小娜就是觉得心情特别不舒畅，特烦躁，一点小事情都控制不住地要大发雷霆，这使她的老公深受其苦，天天如入雷区。

我对她说：“这是因为肝火太旺的缘故，要少熬夜。因为一熬夜就会伤肝阴，肝阴不足，肝阳就亢奋，人的气就会上逆，血就会上涌，导致人体面红目赤，心烦易怒，脾气动不动就发作。”

这也是现代人的一个普遍问题，肝火都有点大。火是向上烧的，当人的阳气都往上跑，下面就会表现出虚相来。如果您有双腿无力、脚冰凉等上实下虚的情况，要适量吃一点酸的东西，酸味入肝，主收敛，能收肝火。而且当人肝火很大时，也会本能地爱吃一些酸味。

肝肾要同养

现代人在调理生殖系统问题时，普遍都会针对肾，认为全是肾的问题，十人九肾虚嘛。但这其实不对，像女性的生殖器炎症，男性的阳痿、早泄等症状，跟肝也有直接关系。肝肾同源，肾在五行属水，肝在五行属木，水生木，肝肾像是一对相生的母子关系，而且肝经是绕生殖器一周而上行的，所以它们密切相关。调理肝经或肾经本身的问题都要借助另一方之力，使它们互相关照，才是我们在治疗时的正确思路。

春季吃对，做活力美人

吃有活力的食物

春天不可大补，应该温和地补。补以升补为主，来顺应春天的阳气升发之力，而且此时的药补不如食补。具有升补功效的食物有：豆芽、春笋、韭菜、香椿、葱、姜、蒜等。但是春天的最后一个月，阳气已经升发起来，火势很猛，所以可以减少升温食物的补充。此时也是各种绿叶蔬菜上市的时候，应多吃蔬菜。

两种颜色很重要

春天对应五行为木，木为绿色，内脏属肝，所以春天要养肝，并多食绿色蔬菜。而且春天的蔬菜生机最旺、最嫩，水分最充足。水能生木，因此美女们要多吃各种绿色的蔬菜来补充水分、营养，还能护肝、排毒、去火。而肝木太旺时又会克制脾土，所以初春时，人的脾胃功能都很弱。脾在五行属土，对应黄色，因此我们在多吃绿色蔬菜的同时也要多吃黄色食物，以种子类为主，比如小米、玉米、南瓜等。

多点甜，少点酸

五种味道里，酸是入肝的，适当的酸味能养肝，但是为什么要少吃呢？因为酸味有收敛的效果，当人的肝火太旺，脾气很暴躁时，可以增加酸味的食物来收敛肝火。但春天肝火升发是自然规律，宜升不宜收，所以酸味食物我们还是要少吃，不要妨碍阳气的升发，否则一整年里我们都容易情绪低落。

那这个季节我们该多吃点什么呢？甜。可不是要你多吃糖，而是甘甜的食物，比方说桂圆肉、蜂蜜、红糖以及各种面食和粮食。甘甜的食物能补虚，能入脾胃，春天人的脾胃功能容易下降，因此适当摄入甜味可以养脾健胃。

迷罗Tips

春季如何吃对？

温和升补	护肝排毒	增强脾胃功能	养脾健胃补虚	收敛肝火
豆芽、春笋、韭菜、香椿、葱、姜、蒜等。但是最后一个月得减少。	绿色应季蔬菜。	黄色食物，以种子类为主，比如小米、玉米、南瓜等。	甘甜的食物，比如桂圆肉、蜂蜜、红糖以及各种面食和粮食。	酸味食物，但最好少吃。

立春·升阳

Beginning of Spring

立春虽然已经没有大寒那么寒冷了，但这时的“倒春寒”还是不可小视的。并且此时万物萌发，人体毛孔初开，最容易被风邪夹着寒气趁虚而入，致人伤风感冒。所以这个时节您养生的重点在于提升内在阳气来护卫体表，使闭塞了一个冬天的毛孔开始吐故纳新。爱美的女生们可不要在这会儿就马上脱掉厚外套呀，“春捂秋冻”嘛，还是很有必要的。

除此以外，我们就是要想办法增强体质。冬天过去了，春天来了，在这个展露美的季节里，可不能在健康上“掉链子”。冻土开化了，万物复苏了，一派新景象，结果您的小脸还是一如既往的蜡黄。这怎么行？必须痛下决心了，在立春给新年开个好头。还等什么，抓紧着。

立春美丽功课

春寒料峭多保暖

春天不要赖床

春天的早晨一定不要赖床，应该早起晨练。清晨五点到七点是最佳时间，可以晚一些，但最好不要超过八点，因为这时是人在清醒后阳气升发的时段。

“春捂”有道理

春天，人们肝火升发，就需要身体保持通透、清爽。我们在穿衣服时不要穿得太紧身，否则肝火就会淤在体内变成火气，尤其是春分以后的暖春。

《黄帝内经》有详述，我们要“宽衣”，“缓行”，更要“披发”。为了保养阳气的升发，这个时节女生应尽量把头发披散下来，因为头部为“诸阳之会”，是阳气聚集的地方，也是活力最旺的部位。

搓热大椎穴、内关穴防春寒

防春寒的穴位，一个是大椎穴，骨感的女生只要一低头就能很明显地找到，在脖子后面最高点——第七节颈椎棘突下凹陷中，是中医经络中督脉的一个关键点，阳气足。常推大椎，可以防止感冒。

第二个内关穴，在腕横纹向下量三横指的位置，常搓可以让您的气色更好。搓的方法很简单，就是把两手跷起，让两个手腕内侧相互摩擦

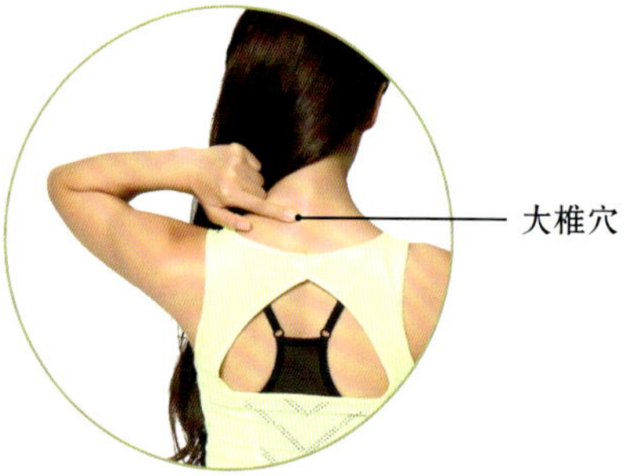

搓大椎，防感冒。

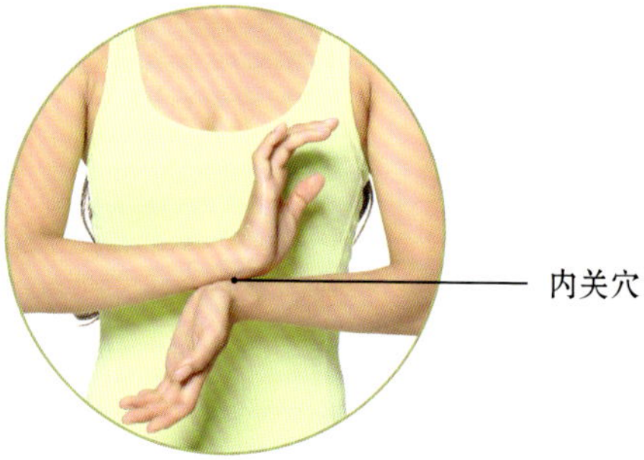

常常按摩内关，可以让您气色更好。

直至发热。常搓热大椎穴和内关穴，就可以美丽不冻人了。

立春女人须壮“胆”

一年之计在于春，春天的身体状态会影响人们这一整年的活力，所以胆经在春天的开头就要唱主角了。《黄帝内经》中讲到：“凡十一脏取决于胆。”胆主升阳，能把所有脏腑的阳气升发起来。所以立春的早晨有一个基本功课就是敲打胆经10分钟。

方　法： 从臀部外侧到膝关节即整个大腿的外侧面，主要是外裤线的位置都可以敲，稍用些力，把胆经敲痛。

功　能： 可以让您活力十足，并且可以瘦大腿。

小提示： 一定要在早晨敲，千万别在晚上，因为我们只有在白天才需要升发活力。

胆经能治的问题相当广泛，头面五官、颈肩、胸肋、腰腹、腿脚等，它上面分布着很多“保健专家”，迷罗老师精选其中一位“专家”给您，让您在春天既能升阳又美臀。

升阳美臀专家——环跳穴

俗话说，老虎的屁股摸不得，其实女人的屁股更摸不得，但是在我的课上却常常教大家“自摸”屁股，为什么呢？因为这里有一个和您的内分泌关系密切的穴位——环跳穴。

这个穴位就在屁股上，通常，我们跳起来，小腿向后弯曲，脚跟碰触到臀部的点就是环跳。这个穴位一般主管下肢的问题，比方说双腿沉重无力、冰凉麻木、酸软都可以通过按摩环跳来改善。

环跳穴附近冰凉，反映了您内在阳虚体寒，常常会存在手脚冰凉、浮肿、痛经等问题。这个穴位还能诊断出女人妇科问题。您摸过自己的屁股了吗？凉不凉？越凉越有问题。在立春这个新年开头的节气，我们每天早起要做一个小功课 —— 臀部按摩三步法。

这个小功课不仅可以很好地刺激到环跳穴，促进腰腿的血液循环，温阳驱寒调节内分泌，提升活力，还能帮您打造健康性感的臀部。

臀部按摩三步法

❶ 双手半握拳敲打两边屁股外侧环跳穴附近200下，力量由轻到重。

❷ 双手手掌搓热放在环跳穴上温暖它，然后上下搓动，直到环跳穴部位发热。

❸ 臀部放松，双手握住环跳附近肌肉，反复捏揉，一紧一松为1次，做30～50次。

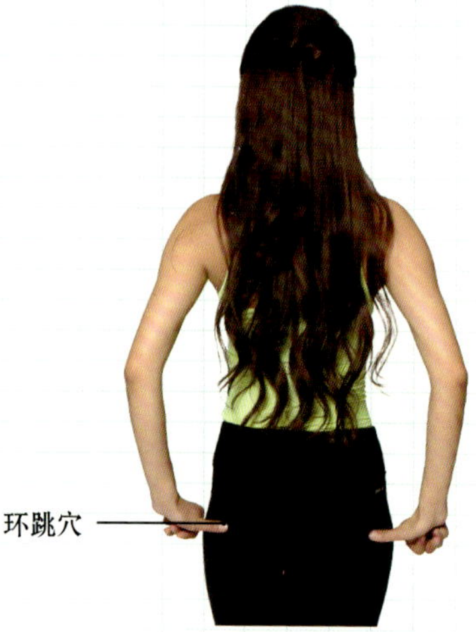

臀部按摩三步法不仅可以调节内分泌，
还能塑造性感的臀形哦！

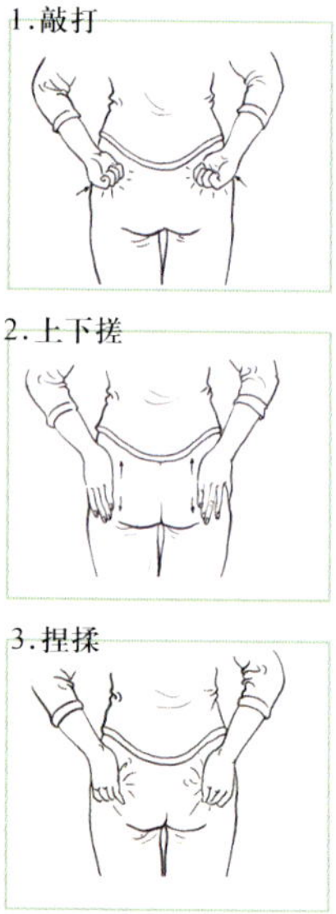

摩天式，开启一年的活力

春天是一年的开始，对于养生，有着承上启下的作用。经过了一个冬天的收藏与保养，此刻的您正应该是朝气勃勃、神清气爽的状态，然而我的朋友芳子却恰恰相反。刚立春，她就跑来找我，“都说这‘春困秋乏夏打盹’，我这‘春困’来得太早了点吧，刚一入春就没精打采，这正常吗？”我说：“这肯定不正常。春天肝胆阳气升发，理应有个好的精神状态，你这种情况看来是阳气不升导致的。我教你个瑜伽动作，打通胆经，使你的阳气升发，好状态自然就来了。”

这是瑜伽里面的一个基础动作，叫摩天式，就是把双手上举，好像摸天一样。在这个动作的基础上，我们只需要调整几个小细节，就可以起到通经络、升阳气的效果。

1 首先让我们双腿分开一个肩膀的宽度，站立，全身放松，两脚尖稍微内扣，这样可以使行于脚外侧的胆经进入被激发的状态。

2 然后把双手打开向头顶上方伸举，手心相对且稍微翻转，使手心斜向后，五指放松，无名指向内轻压，这样使三焦经进入被激发的状态。

3 保持这个动作，把脚跟抬起来，根据自己的平衡能力尽可能抬高。目光平视前方，不要凸肚子，小腹内收一点，找身体向上提拉伸展的力。

刚开始练习时您只要保持动作1分钟左右，直到体侧或手臂有微微发热的感觉就好。这时再把手臂和脚跟放下来，您可以感觉到自己精力提升，精神百倍。

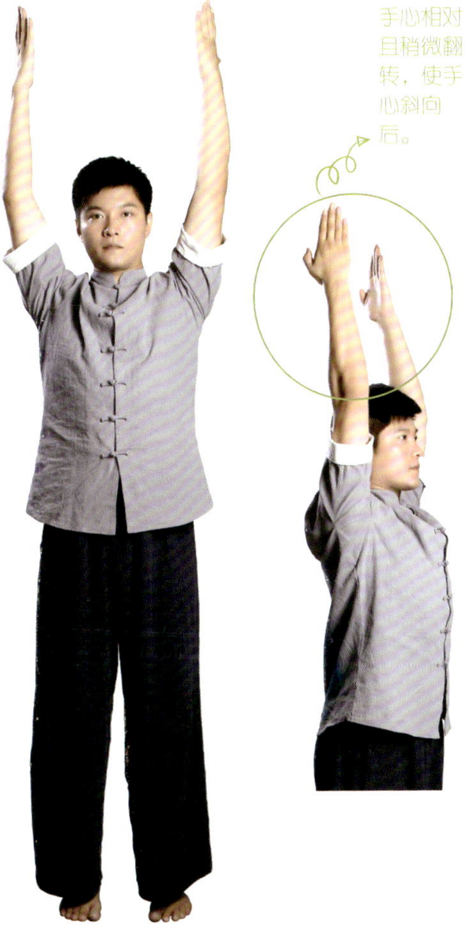

立春时节做一招摩天式，可以打通胆经，升发阳气，使活力提升百倍，神清气爽。

治感冒的豆腐汤

记得我儿时感冒，妈妈总会不动声色地给我做一顿饭。我香喷喷地吃完以后，都会出一身汗，随即感冒就好了。爸爸总说：“家有巧手厨娘，不用医生开方。”那巧手妈妈的哪个菜有这么神奇的效果呢？偷偷地告诉您，是葱豉豆腐汤，既好做，味道也不错。

食材准备

用豆腐1块，淡豆豉1勺，生姜1块，葱白6段，盐少许。

做法

1. 将豆腐切成小块，少许油煎至微黄。
2. 煎好的豆腐放入砂锅，加两碗水，1勺淡豆豉，1块生姜，6段葱白，一点盐，水开了以后，再煮上15分钟。喝汤吃豆腐。

早春感冒了，喝上1大碗，就能发一身汗把风寒逼出来。

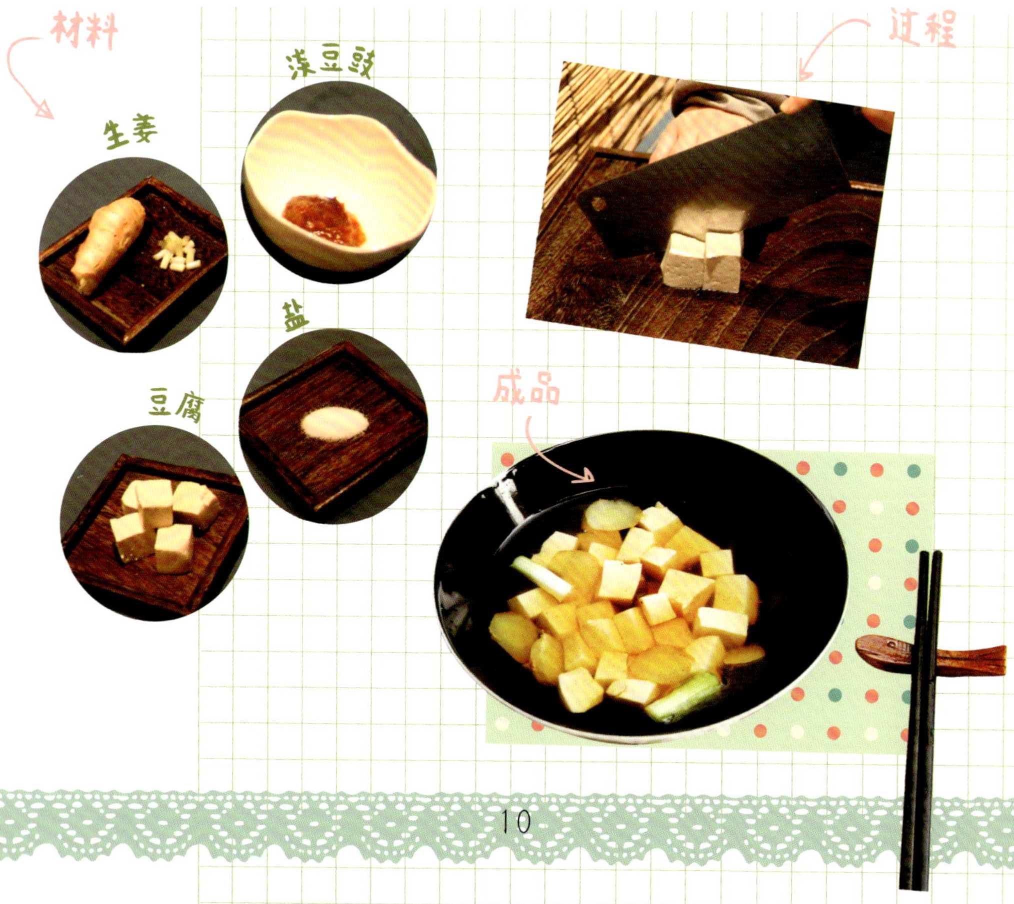

雨水·温养

The rains

大家对雨水节气的印象可能反倒比立春来得深刻，因为这个节气常常赶上元宵节。妈妈总说："多吃几个圆圆的汤圆吧。"

在这春天的开端，脾胃的功能比较弱一些，甘甜的食物可以补养脾胃，提升脾胃的运化，让我们吃什么都香香甜甜的。

雨水节气以后，我们会看到开始有一些小雨了。老话说"春雨贵如油"，这时的雨水一般不太大，"倒春寒"反倒更厉害。有风，有雨，有春寒，真是一波三折啊。爷爷说的"春寒冻死牛"看来还真不是开玩笑的，所以我们"春捂"还得继续，并且在饮食上适当增加一些温补益气的食物，例如枣花蜜、大枣、山药、枸杞等。

雨水美丽功课

打通任脉养胃气

李姐一生气就吃不下东西，还总打嗝；刘阿姨排泄不好总是腹胀；张大妈有时胸闷不舒畅。这三位的问题我可用一招解决。

李姐是肝气犯胃，导致胃气上逆。刘阿姨属于胃气失养，肠胃不调，而张大妈是气机不畅，郁结于胸。这些关于气的不通畅都可以由推任脉搞定。

任脉在身体前侧的正中线，主管一身的阴经，能调节全身气的运行与通畅。我们在推任脉时，只推胸骨膻中穴到肚脐这一段就可以了。膻中穴是任脉上的一个大穴，属于心包，它就在以两乳头为点连成一条直线时的中心点。中医称它为气会，当我们气机不通时，往往会先淤在这里。

我们应注意在平时尽量不生气，一旦生了气，在冷静下来以后记得去推一推膻中穴。推完后马上就会心胸开阔，郁闷全消，肠胃舒适。

方法：双手合十，以掌跟顶住胸骨，双手交替向下推动，摩擦胸骨至发热。

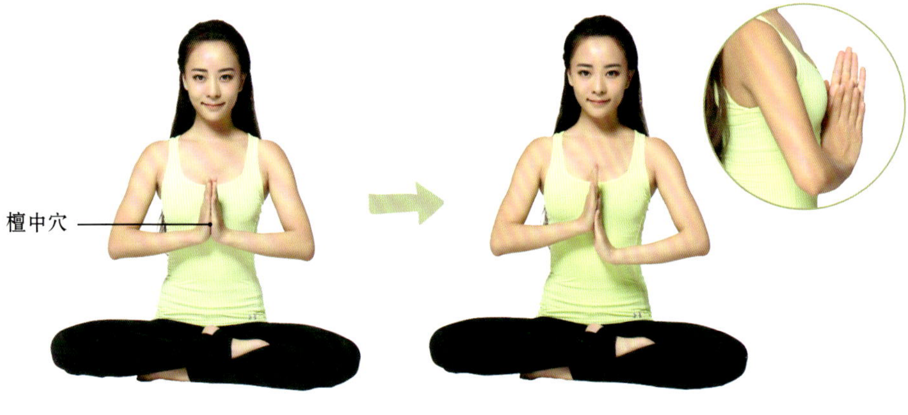

推一推任脉，马上就能郁闷全消。

肝经舒畅学两招

人的情绪跟肝经关系很密切，肝经舒畅，气的升降平和适度，人的情绪也就舒畅。所以常推肝经可以使人保持积极乐观的心态。

第一招：推肝经，睡着都排毒

每天睡前，我们先用温水泡泡脚。

然后我们坐到床上，先把左腿弯曲，平放在床上，右腿向前伸直，让双手交叠按在左大腿的根部，稍用力沿着大腿根推下去。推49遍，再换另一侧腿用同样的推法。

推完以后，您能感觉到腿的内侧是热热的。保持这种温热的感觉睡觉，肝经的排毒与疏泄功能得到提升，就能让您美美地睡着。

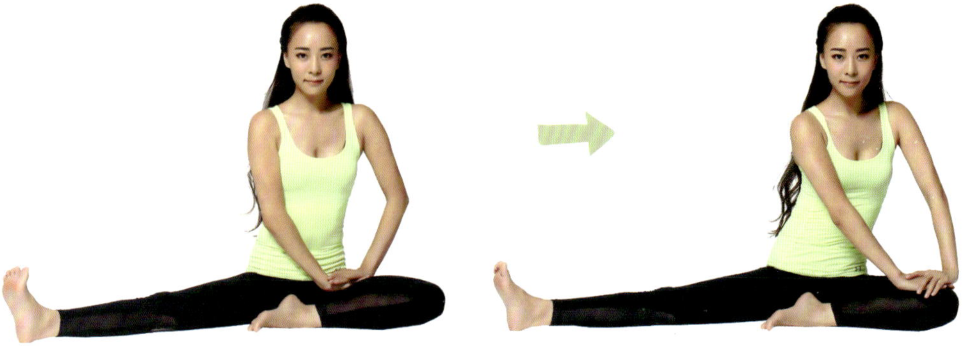

推一推大腿，睡觉都能排毒。

第二招：推脚缝，胜吃去火药

有的女生爱发脾气，未必是真的生气，也可能是因为身体肝火太旺。每当您感觉自己最近很容易情绪“爆发”时，就多去推一推脚背上大脚趾与二脚趾中间的那条缝。

在这条缝起始的位置，用拇指稍用力按住，一直向下推，推到脚趾跟的位置。先左脚后右脚，各推49遍，能有效地去肝火、解肝郁，调畅情绪。女生若长期坚持能使情绪日趋平和。

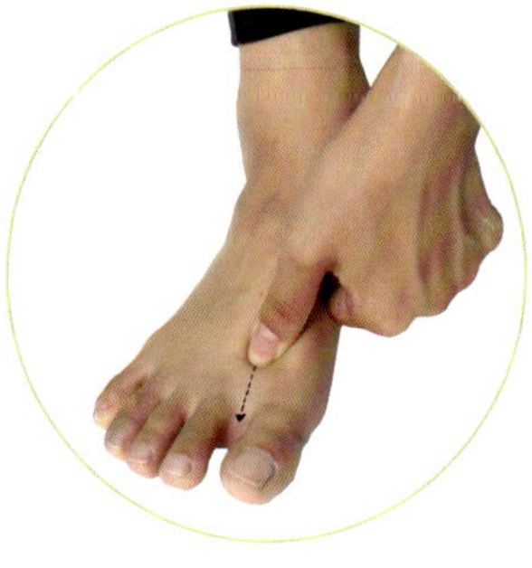

怕上火，推脚缝。

眼镜蛇式，塑造活力“美女蛇”

春天来了，虽然还不到春暖花开的时候，但是总归已经度过了最寒冷的严冬。一切都有好的趋势，大家也有盼头了。小李最盼望的就是小草快长高，树叶快绿，花儿快开，她好去亲近大自然，伸伸懒腰，把窝了一个冬天的懒劲宣泄出去，不然总感觉身体好紧张好沉重，有一种被压抑的感觉。

我跟她说早春正是脾胃功能最弱的时候。脾主肌肉，脾胃的能量不足，人的肌肉就容易无力困乏。在雨水这个节气应该多做瑜伽里面的一个经典动作——眼镜蛇式。它能疏通任脉和带脉，快速提升和改善脾胃运化功能，同时活化身体，改善疲劳和僵硬。常练这个动作自然能给我们的身体在新年开个好头。

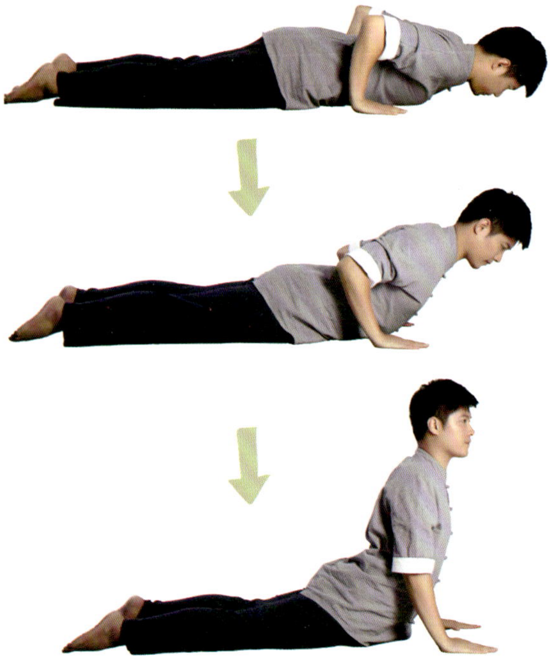

腰背不舒服？练一练眼镜蛇式。

它是从蛇的动作中学来的，您有没有看过眼镜蛇在准备攻击时的样子？来，让我们模仿一下。

① 首先让我们平卧在地面上，身体放平双手撑在肋部的两侧，肘关节向后夹，双腿伸直分开一个肩膀的宽度，脚背伸平。

② 吸气时，头顶向前侧伸直，呼气时将上半身抬起。注意肚脐以下的部位要压住地面不要抬起，两肩向后展不要耸肩。

③ 肘关节适度弯曲向后夹，不要过度仰头，保持5～10个呼吸。

眼镜蛇式可以帮助我们柔化脊椎，缓解腰背疲劳，拉伸任脉与带脉，调节内分泌，按摩肠胃消化系统，提升脾胃运化。

双齐活力茶

“春雨贵如油”，到了这个节气开始有些淅淅沥沥的小雨了，再加上“倒春寒”频繁，正是“春捂”的时候。好多女生如果一到这会儿就着急脱掉厚厚的棉衣，是很容易感冒的。所以教给大家一个不错的小秘方，常喝可以增强体质、预防感冒并且能提升活力，做个阳光美女。

食材准备

黄芪3克，枸杞5克，菊花3克，蜂蜜适量。

做法

1. 将黄芪、枸杞、菊花放入杯中，开水闷泡10分钟。
2. 水温后兑入蜂蜜。

当您每天到办公桌前，一坐下来就记得泡上这个活力茶，有空常喝，就能活力满满。

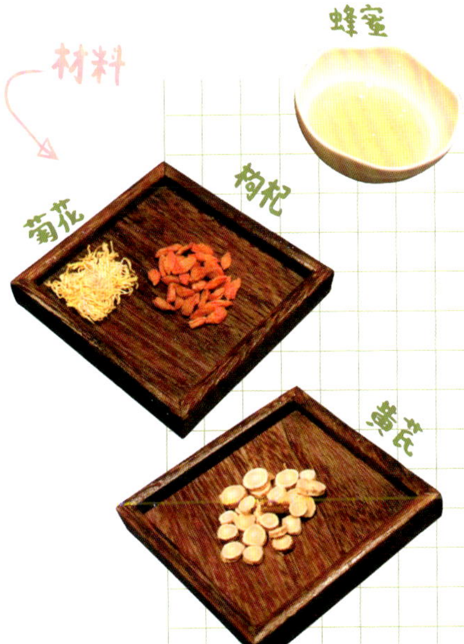

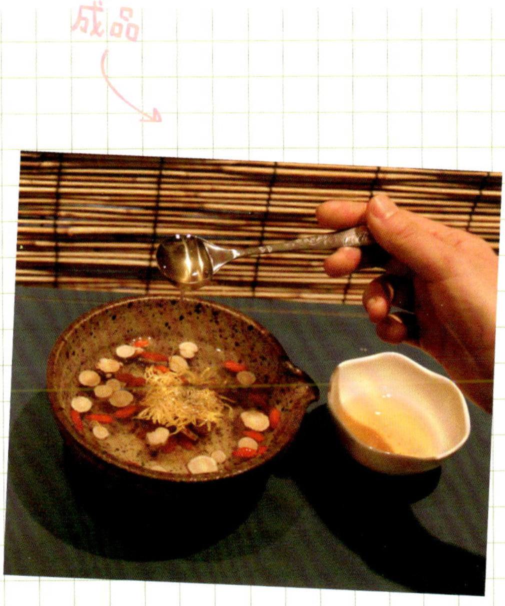

惊蛰·排毒

The Waking of Insects

传说天上的雷在秋冬的时候会藏入土地中，等到春天农民掘地，雷声就破土而出，惊醒了蛰伏的虫子和小动物们，这是惊蛰名称的由来。惊蛰一过，我们能看到虫虫蚁蚁就多了，有的地方也把惊蛰叫“白虎开口日”，其实是让人们发泄情绪，这也符合春天升发的道理。

而对于女性来说，有没有更好的发泄方法呢？有，那就是出汗。好好练瑜伽练到出汗，或者清晨出去小跑几圈，吐故纳新，是女性在惊蛰时最好的选择。顺通气血，排除郁结的毒素，会让您感觉身体舒服，心里更加轻松。这会儿运动运动出点汗，还可以换来好心情，很超值呢。

据老人家们讲，这个节气，还叫“春季发陈”，是一个排毒的关键时期。尤其是爱美的女生们，这个期间一定要把肠道调理通畅，推陈才能出新。当您肠道清爽了，身体就清净了，皮肤气色也会清亮，因此抓紧行动起来，来个通肠“攻坚战”吧。

惊蛰美丽功课

要排毒？早起敲敲大肠经

记得曾经在一个女性保养讲座上，我问在座的女士们："你们认为对你的健康来说最重要的脏腑是哪一个？"大部分的女士回答是大肠。为什么呢？怕便秘！对于大部分健康人来讲，其他的脏腑很少会遇到问题，最常见的就是大肠总是给人添堵。

小美就深受其苦，长期便秘导致她脸上很"火"：痘痘、色斑、毛孔粗大……皮肤问题层出不穷，更不能让她接受的是口气越来越重，嚼口香糖都盖不住。我看她食指指节上，有几条青紫色的小血管，非常清晰。我对她说："食指走大肠经，你手指上这青筋就反映出你的肠道里储蓄了不少毒素，再不抓紧调理，你就成'万元户'了。"

"我教你一个方法，去通一通大肠的'电路'，电路一通，它就铆足劲儿运转排毒了。这大肠经在手臂的外侧，它从食指指尖外侧发出来，经过手臂外侧一直向上经过肩膀、脖子到鼻翼的两旁。每天早晨起来，喝一杯温水，然后顺着大肠经的路线，从下向上敲到肩膀就行，先左后右，每边5分钟以上。有些经络敏感的人10分钟还没敲完就要跑厕所，而有的人则慢一些，这就要坚持去敲，慢慢地，你就能感受到大肠

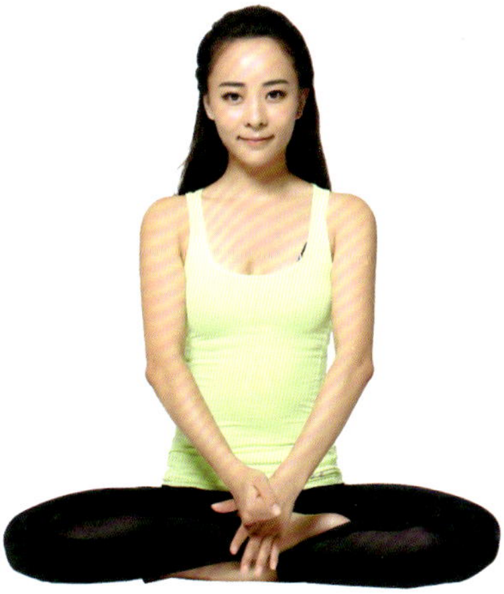

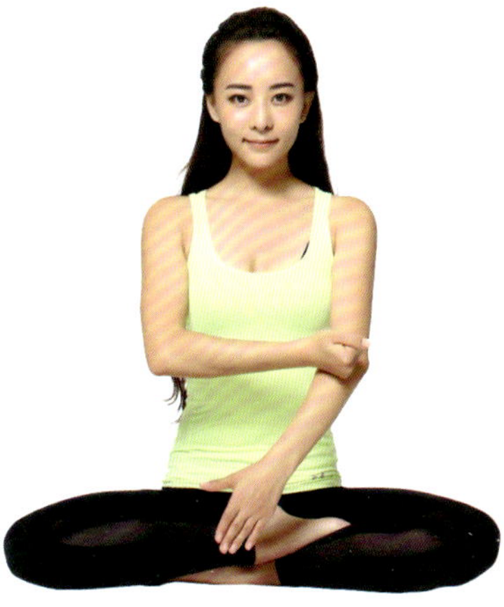

敲大肠经，给自己好好排排毒。

重新焕发活力了。”

大肠经在早晨的五六点钟是最“来电”的，所以建议大家养成良好的生活习惯，早睡早起，每天都在这个点起床。这正是您的大肠蠕动最有劲的时刻，积攒了一晚上的毒素与垃圾正等着往外排呢，您再应时应景地敲一敲，不愁肚子不干净。

早春时的几个节气，比如雨水、惊蛰、春分等正是春季发陈、人体排毒的关键时刻，建议女性们从立春开始就经常敲大肠经，保持肠道通畅，排出一个冬天淤积的毒素，给一年的养生开个好头。

舒心式让心烦气躁成“浮云”

现代人的工作压力大，在高压环境久了就易导致身心的健康失衡，肾气被过度消耗，肾虚了又会引起心火的上升。我常发现瑜伽课上新学员普遍存在心肾不交的症状，或者心火太大。

心火大的人有一个典型特点：不安分，精神不集中。您让她做这个动作，别人都做了，她还愣在那里，在您大声提醒后，她才像刚睡醒一般赶紧做。要么就“躁动”，您让她保持这个动作别动，但她会一会儿晃悠晃悠胳膊，一会儿挪挪腿，要么左顾右盼，总之就是静不下来！

一有这种学员，我就会教给她一个舐心式，很简单也很舒服。

1. 先用双手把两腰的肾区搓热。
2. 然后躺下来双手十指交叉抓握，枕在脑后，肘尖平放在地面上。这样可以充分打开腋窝，疏通心经，平和心火，使心肾交和到一起。
3. 就这么舒舒服服地躺着做腹式呼吸。闭上眼睛，想象草地鲜花、蓝天白云，自己身在自然的感觉，不消几分钟，心火就会降下来。这是一个既安心养神又减压的动作。

当您在上班时也可以做这个动作，如果不方便躺下，就坐着，把背挺直，双手抱头，肘尖向两侧平展，然后做腹式呼吸去冥想自然。效果也一样，并且还能缓解您的肩颈疲劳。

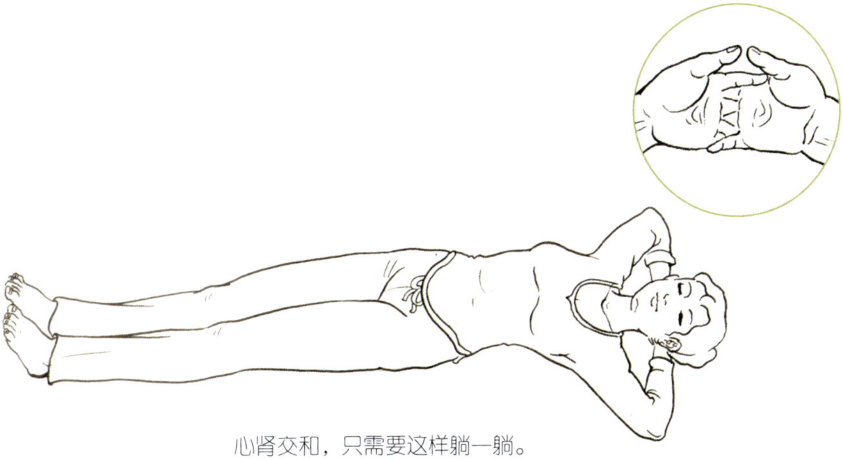

心肾交和，只需要这样躺一躺。

侧展通肠式，按摩大肠排毒快

有一个动作具有激活大肠的功效。每天早晚做一做，能直接按摩到您的大肠，促进它蠕动，使它勤奋起来，并且能排除长期淤积的宿便，效果显著，值得一试。

1 首先，双膝跪地，右腿向外侧打开，膝盖弯曲成90度角 。

2 把右手扶在右脚内侧的地面上，左手扶髋部。

3 然后让右手绕过右大腿向后，放于臀部的位置，左手放下来，和背后下方的右手抓握，左肩向外展，面部向上，保持5～10个呼吸。

这就是专门按摩大肠、促进肠道蠕动、排除宿便的侧展通肠式。

刚开始如果您双手不能抓握在一起的话，一定不要勉强，只要想着尽量在一起就可以。

这个动作尤其能按摩到大肠两侧弯曲的位置，这里都是“藏污纳垢”之地。您一定要记住做这个动作要先做右边刺激到升结肠部分，再做左边去刺激降结肠部分。做完以后最好能再结合做顺时针揉腹动作，以加快肠蠕动速度。小美做了两个礼拜，终于结束了那段恼人的“秘结”生活。

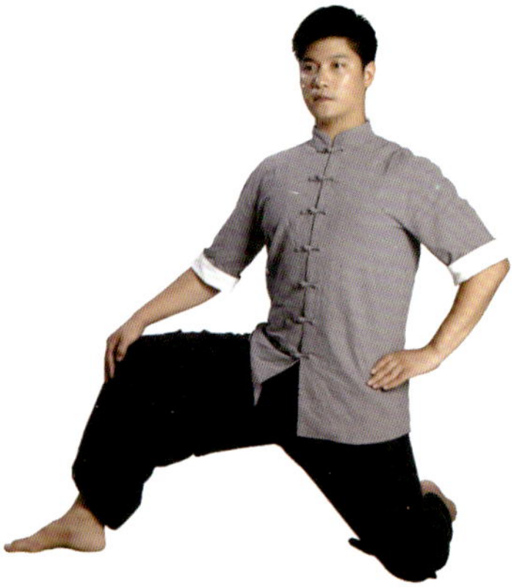

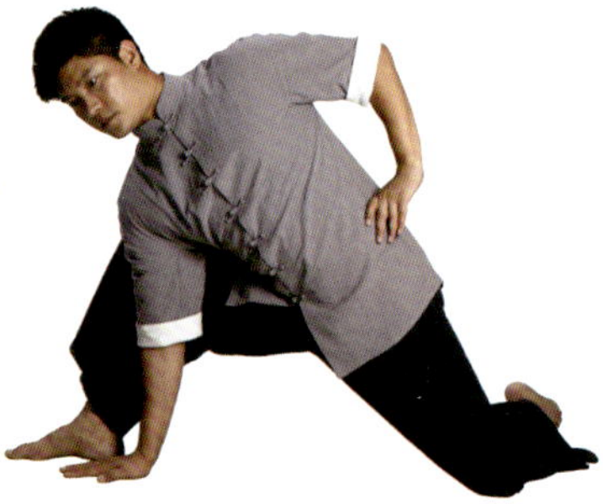

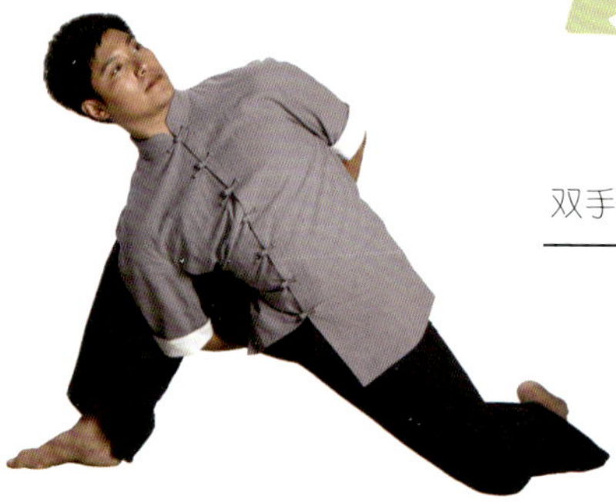

双手在身后抓握

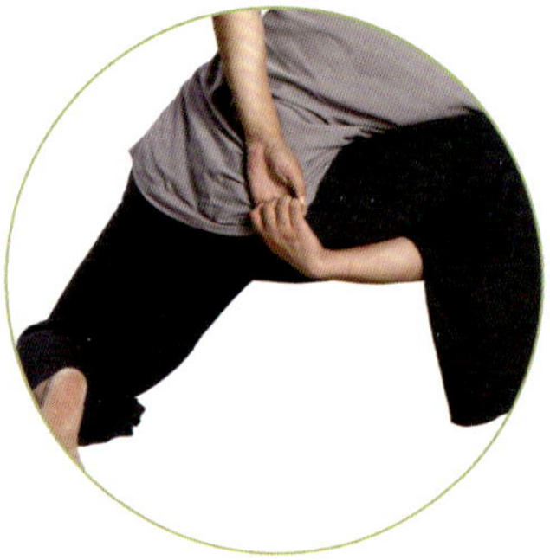

坚持做侧展通肠式，结束恼人的便秘生活。

治便秘的小黑饼

在我印象中，每当姥姥便秘时，妈妈都会拿厨房中几样最常见的食材，捣啊捣，捣成一个小黑饼贴在姥姥肚脐上，不需多久，姥姥就喜笑颜开了。

一天不大便，等于多抽两包烟。不想受便秘之苦，就来试试这个小秘方吧。

食材准备

姜1小块，带须的葱白1根，淡豆豉两小勺，食盐少许。

做法

1. 找个捣蒜的小罐，先将淡豆豉倒入，加入带须的葱白，最后加入生姜一起捣碎。
2. 将这些材料尽量捣烂呈泥状，然后揉团成乒乓球大小，压成饼，拿其中一面，蘸上薄薄一层食盐，将这一面贴于肚脐上，纱布盖住，用热水瓶温敷，每次半小时。

这方法对年龄大的女性见效较快，常有立竿见影的效果。

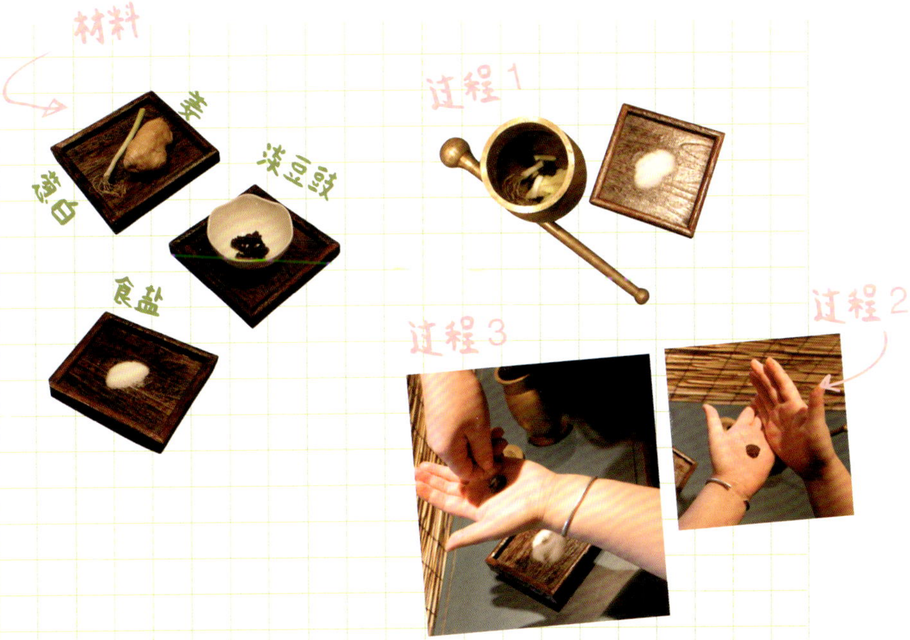

春分·平衡

Spring Equinox

春分一定是受女性欢迎的节气，因为这时春寒基本退去了，春暖花开的时候来了。这一天是白天和黑夜等长的一天，白天为阳，夜晚为阴，春分是阴阳最平衡的一天。大家一定要注意，平衡便是这个节气的保养关键词。

这个节气里，您首先要做到的就是情绪的平衡。是不是总有人让您看着不那么顺眼呢？从今天开始换个角度去看他们吧，可恨之人也有可爱之处。让我们尝试着去找出那个让您不舒服的人的优点来试试，平衡一下他在我们心中的形象。

情绪平衡以外，饮食也要做到平衡，别吃太寒性或者太热性的东西。起居也要平衡，别起太晚也别熬夜。更重要的是保持内分泌的平衡，这怕是女生们最心之向往的，但是如何来调节内分泌呢？快来翻看这个节气的功课吧。

春分美丽功课

温“揉”调节内分泌

春分时节，女人保养的主题是平衡，方法是调节内分泌。怎么调呢，就是要温“揉”，简单理解就是温暖地揉。

准备一条厚毛巾，用热水浸透，拧干，趁热温敷几个能调节内分泌的部位。

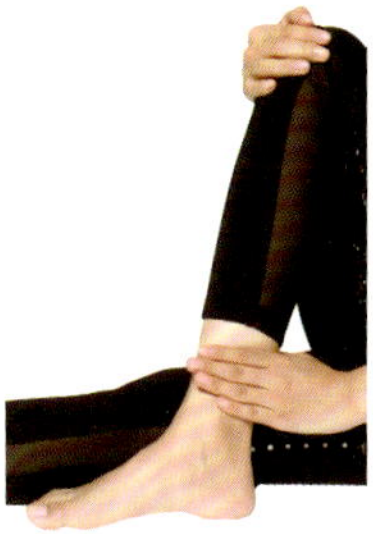
找三阴交穴位的小方法。

第一是小腹，第二是腰。这两个部位宜暖不宜热。第三个部位是八髎，也就是尾骨上面、腰椎下面巴掌大的一块区域。第四是两脚踝内侧，三阴交的附近（三阴交在内踝骨向上量四横指处）。这两个部位毛巾要再热一点，但是宜热不宜烫。

敷上毛巾以后，我们再用手在毛巾上轻轻按揉。每个部位温敷大概5分钟左右。注意当感觉毛巾不热了就要再拿到热水里浸一下，敷完以后马上用衣服或毯子盖好。

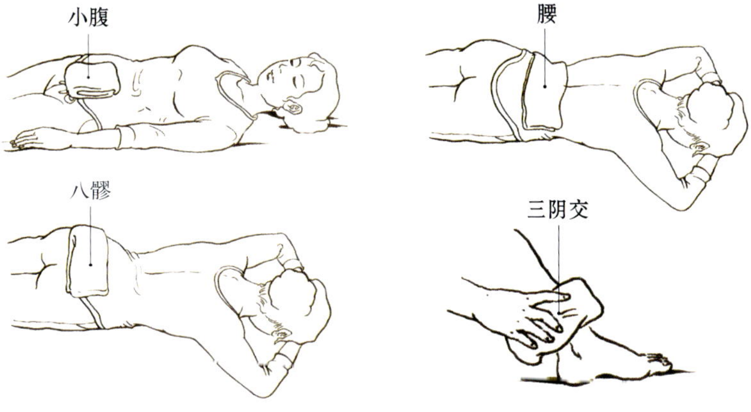

用毛巾温敷或热敷这几个地方就能调节内分泌。

这个方法比较简单，适合懒人们。如果您想有更好的效果，可以再酌情加些“作料”。

若您有手脚冰凉、痛经的困扰，可以在热水中放入几大片生姜，加入之前先用开水泡一会儿。如果您想要气色更光亮红润，可以加入15克当归。您如果皮肤很干想使其变得滋润可以加入两勺白醋。如果您睡眠不好，可以在水中滴入3滴薰衣草精油。

巧化火气为美丽

有些朋友一上火就会选择吃败火药或者喝排毒茶，中医并不建议这样做。原因有两点：一是这一类通便去火的药物，性寒凉，吃多了会损伤阳气，导致体质下降；二是火气在某种程度上来说也是一种好现象，是阳气充足的表现。养生需要智慧，我们与其吃寒凉的去火药来压制火气，不如来个“趁火打劫”，把这些多余的火气利用起来，转化成有用的能量。

按照中医五行的理论来讲，“火能生土”，这个“土”指的是脾胃。如果您近期发现自己表现出上火的症状，胃经上的几个穴位“电能”就会比较足，这时按揉它们起到的效果会比平时要好。

足三里为合穴，属土，通过刺激足三里，使火转移到胃经，胃经这条“电线”的“电能”就充足了。

再来按脸上的“开关”，首先是四白穴，这是个美容要穴。它能美化面部皮肤，去除黑眼圈、眼袋，还能缓解眼睛疲劳。具体位置在黑眼珠直向下，颧骨最高点的位置。每天上午九至十点是按摩这个美容穴位的最佳时间，按摩时嘴角微提，面带微笑效果最好，或在早晨洗脸时多揉一揉，坚持下来，很快就会发现一个脸色红润、充满自信的自己。

四白穴是上半边脸的“开关”，地仓穴是下半边脸的“主开关”，

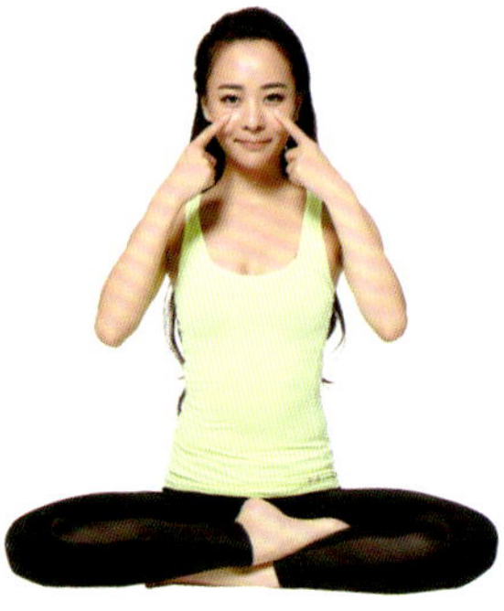

四白穴。

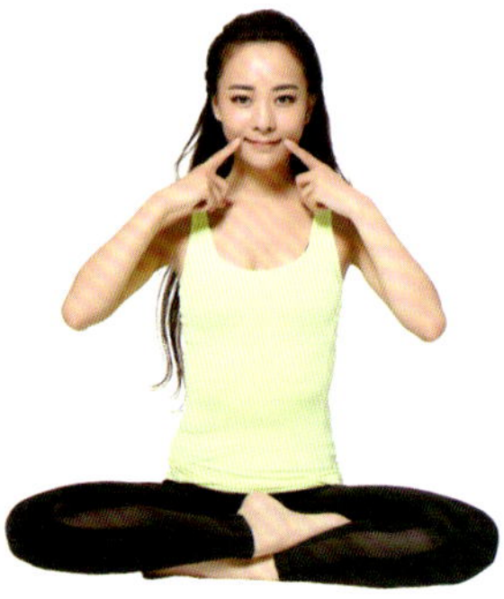

地仓穴。

两嘴角外侧凸起的部位，这两个穴位要多揉。

颊车穴可以治疗因火气上延引起的牙疼，同时有改善面部气色、提升皮肤紧致度的效果。手法是先揉再点按，最后拉敲。

人迎穴，在喉结向外开3厘米的位置，喉结左右两横指宽处。点按这个穴位，可以有效地提升面部的红润度，同时改善双下巴。

每年的清明、谷雨、小暑、大暑、寒露、霜降都是容易上火的时节，这时我们应多揉这些穴位，每天上午揉可以很好地把内热转化成美容的能量。

借火生土穴，心经的大陵、神门，大肠经的曲池，胃经的足三里，肝经的太冲，胆经的阳陵泉，这些都是能疏导内热、借火生土的好手，当您上火时别着急，快去找它们帮忙。

同时切记火由心生，浇灭心头火自凉。其实哪儿来的无名火呀，一定有名头，身心两层面相互影响，肝气不舒，郁而化火，心气不平，也能郁成火。在晚春，人们肝火波动大，心情偏浮躁，一定要戒骄戒躁。早晨出门之前先来段冥想，找到心中清凉平和的状态，给自己一些积极乐观的暗示，保持这种状态再出门，一天之中就能多些自觉警醒，会少很多的无名火。

飞天筑基式，平衡内分泌的“小卫士”

李姐听电视上专家讲练金鸡独立时如果站不到15秒钟就属于早衰，可把她吓坏了，因为她连10秒钟都站不住，听说瑜伽对练平衡能力有很好的效果，赶紧报班来练习。

我说：“身体软一软，让您老得慢；平衡稳一稳，让您葆青春。人体外在的平衡力首先和身体内在的平衡有关系。如果一个人元气不足，肌肉就没有力量；内分泌失调，经络就不通，这样就很难保持平衡。只有内在平衡，表现在外才会全身平稳。”

我教给她一招通过外在平稳来调节内在平衡的瑜伽导引动作——飞天筑基式。

① 首先双腿并拢直立，把双手平展在两侧。

② 然后重心放在右脚上，吸气时左腿弯曲，将左脚抬起来。

③ 呼气让双手收回合十在胸前，保持两个呼吸的时长。

④ 然后吸气双手向上举，把手臂伸直；呼气把左腿伸直向后。

注意，我们在做这个动作时不能俯身，两手臂尽量向上伸，左腿向后，把臀部收紧，像一飞冲天的样子。动作保持尽可能长的时间，一般5～10个呼吸的时长，然后换另一侧练习。

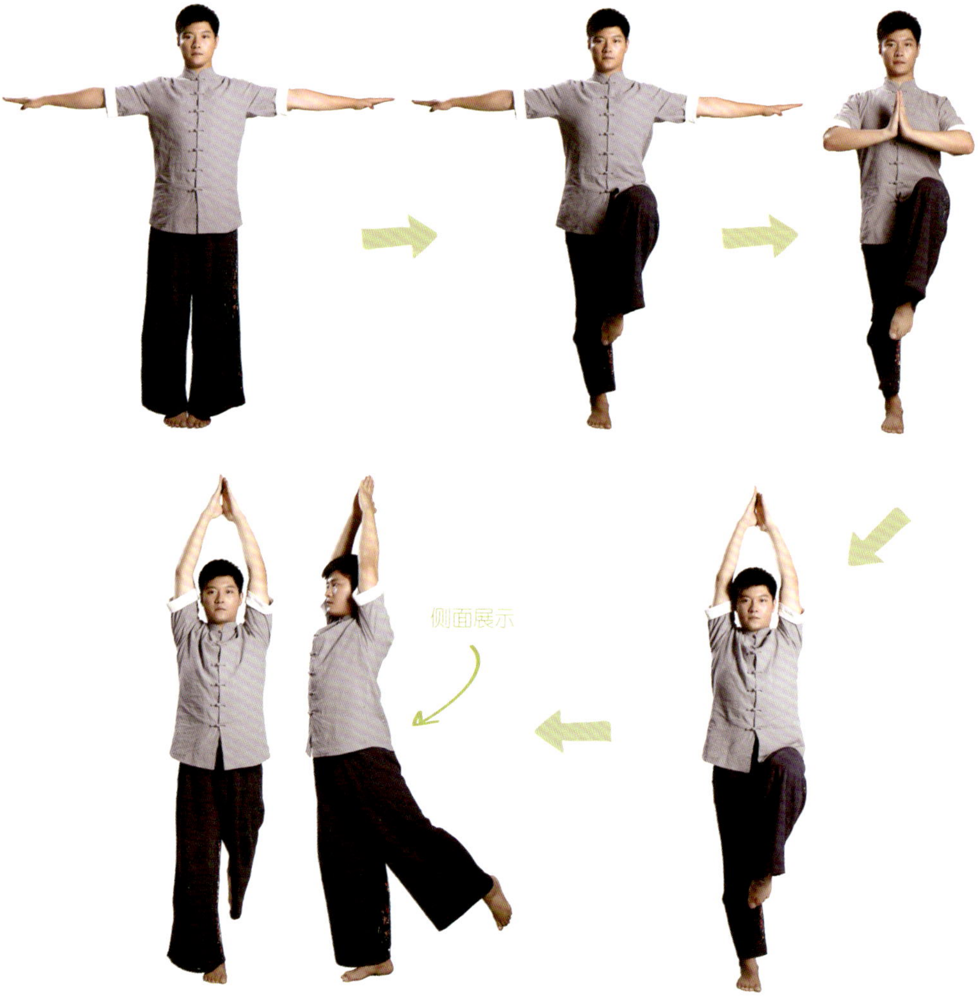

强健全身经络，延缓衰老。

这个动作在练习过程中强壮了腿的六条经络，收紧了背部，能促进脊椎的血液循环，您慢慢地就能感觉到脊椎发热，这是督脉打通的表现。而我们的身体前侧也同时得到了拉伸，这样可以打通任脉。任督二脉掌管着全身的经络，所以这两条经络一通，全身经络皆通，并且阴阳平衡，反映到身体上就是站得更稳，并且能达到延缓衰老的目标。

春补三味粥

春天的进补可不是大补，很多女生觉得自己气血亏虚，常常会在春天多吃些补品，然后马上就会冒出满脸痘痘。因为春天肝阳升发火气重，所以春天多以温补为主，当下最适合女人补养的食物，就是党参。它虽然名字带参，却没有人参的大补之力，很是温和。

食材准备

党参、茯苓、生姜各10克，大米100克，红枣3枚。

做法

1. 先将党参、茯苓、生姜煮水，煮开以后再小火煮30分钟。
2. 捞去药渣，加入大米和红枣，煮至粥熟。

每天早餐喝1小碗，可以有效地补气血、增强体质、改善气色、提升活力。

春补三味粥

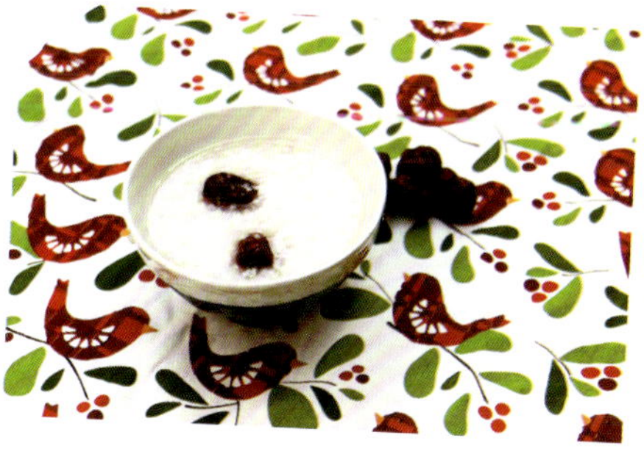

清明·清火

Tomb-Sweeping Day

春天，阳光明媚，万物生发，有一股崭新的力量在向上生长，这能量一直向上。一切似乎悄无声息，然而却又生生不息，如果我们有那灵性的第三只眼，一定能看到一幅蓬勃向上的能量曲线图。

循着这张秘密的曲线图，我们将会看到天地间的这股能量，一样也在我们人体内萌发生长，形成春天特有的活力。

人是“天地之子”，天人是相应的，大自然与小宇宙是相应的，人体之阳气随着天地阳气一起升发，这是自然的规律。在晚春的清明和谷雨这两个节气，人体各方面能量达到旺盛的状态。这时有两件事要做，一是要注意调节平衡过盛的肝火，二是充分利用足够的能量去调节身体。我们有这么几个功课要做。

清明美丽功课

清火则明是清明

临近清明，王小雨过得很不舒服，为什么呢？牙疼，都说这牙疼不是病，不过疼起来挺要命。这回她算是领教了，捂着腮帮子来找我。我在她手部几个穴位上按了一会儿，她就感觉痛感减轻了很多，紧皱的眉头也松开了。我说："这清明时节身体火气本身就旺，你应该控制饮食，少吃点肉和辛辣。我带你认识几个'灭火高手'吧？在人体阳气波动的时间，比方说清明、谷雨、夏至、大暑、霜降、立冬等时节，再上火，它们就可以帮你搞定。"

"面口合谷收"

首先就是合谷穴，找这个穴位有一个经典的手法，把一只手的虎口张开，用另一只手的拇指中段的横纹顶住这只手的虎口边缘，拇指向下按，指尖点到的位置就是合谷穴了。中医有句口诀叫"面口合谷收"，说的就是面部、口腔等所有问题，都可以请合谷穴来"收拾"。只是要注意，女人怀孕的时候一定不要点这个穴位，因为刺激到这个穴位，会致使子宫收缩，有流产的危险。

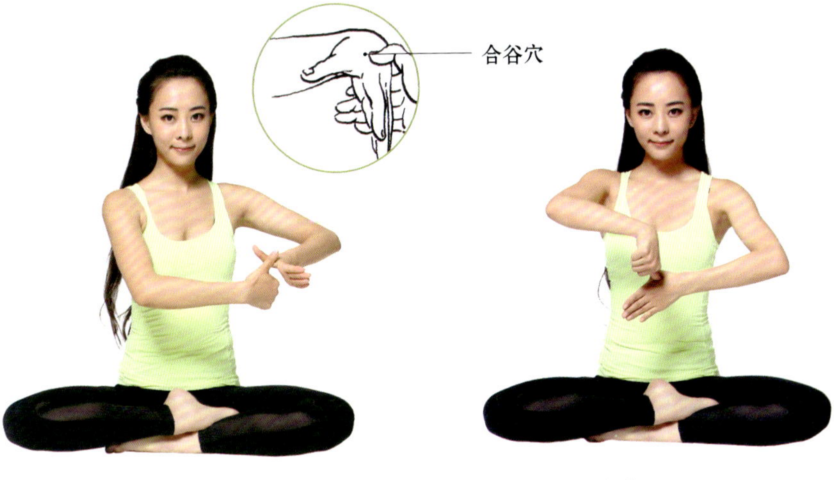

头痛、牙痛、嗓子痛，按揉合谷就有效。

排毒减压擒拿穴

有个擒拿要穴，相信练武术的人都知道它。在肘关节上，叫曲池。对练中，您一旦扣住对方这个穴位，他的胳膊就动不了了。

这个穴位也是一个很好的减压穴、灭火穴，它是大肠经的合穴，有清热祛风的功效。不管您是酒肉吃多了，还是熬夜，或者便秘导致上火，都可以按一按这个穴位泻火。

它很好找，弯曲肘关节，在肘关节上有一道横纹，胳膊外侧横纹的尽头就是此穴。把手臂前伸，您稍微一用点力按，这个地方就会有酸胀疼痛的感觉。每当上火时，按住这个穴位，左右拨动5分钟以上，去火效果比吃排毒药还好，而且没有副作用。

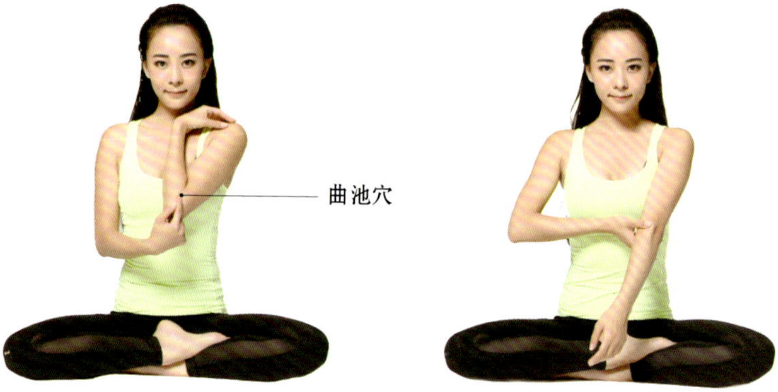

酒肉吃多了，熬夜、便秘、上火了，按一按曲池穴就管用。

老公累一天了，到家后您给他“擒拿”一把，一是可以去火，二是可以缓解颈椎和肩膀的酸疼疲劳，是个犒劳老公的好方法哦。而且女士们按这个穴位可以消除无名火，同时对脸上的斑点、痘痘也会有意想不到的效果。

门闩式，清肝消躁瘦小腹

每到清明节气，课堂上“暴发户”就会增多，有脾气暴发的，有脸上痘痘暴发的，搞得好多女生为此心烦。因此我都会在练习中重点增加清肝去火的瑜伽动作，拉伸肝胆经，去除内在烦躁、内热，避免“暴发事件”发生，还是很有效的哦。

也教您一招，快来试试。

1 跪立在毯子上，先把右腿伸直向外侧打开，脚尖外展。

2 双手平举于两侧，让右手带动身体向右侧伸展，目光向右看。

3 当伸展到极限的时候，右手向下，放于小腿上，左手向天空伸展，目光向上看左手，保持5个呼吸。

4 一侧练完，换另一侧做同样的练习。

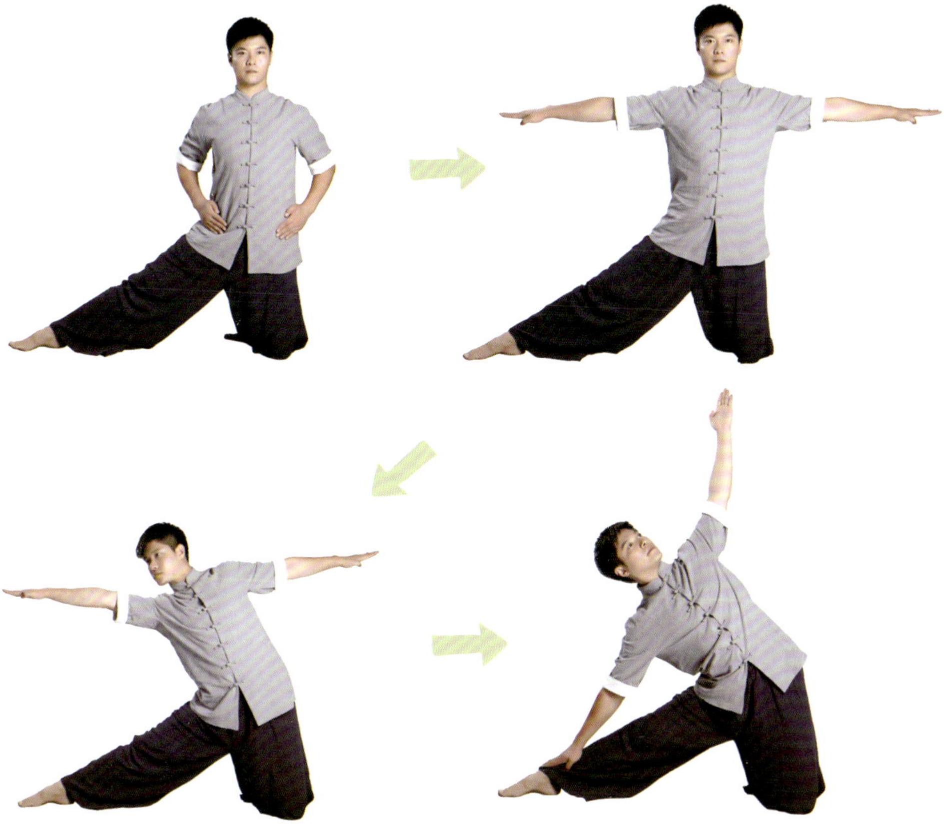

门闩式可以帮您拉伸体侧肝胆经，清肝火，去烦躁，消减腰腹部赘肉。

清肝去火茶

老人家告诉我们清明时节不宜进补，为啥，上火呗。这段时间肝火旺，好多女生变身“暴发户”，动不动就发脾气，这一定不是您想要的，怎么办呢？教给您一个小秘方。

食材准备

决明子10克，菊花5克，蜂蜜适量。

做法

1. 将决明子洗干净，与菊花一同放入杯中，开水闷泡。
2. 待水温了以后加入1勺蜂蜜。

午饭后喝上一两杯，是不错的清肝排毒下午茶哦。

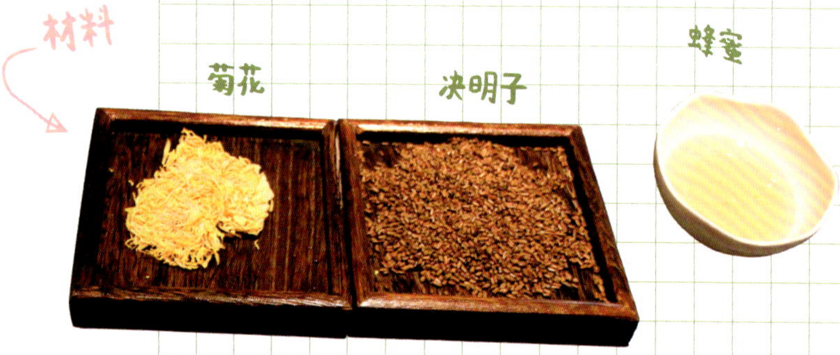

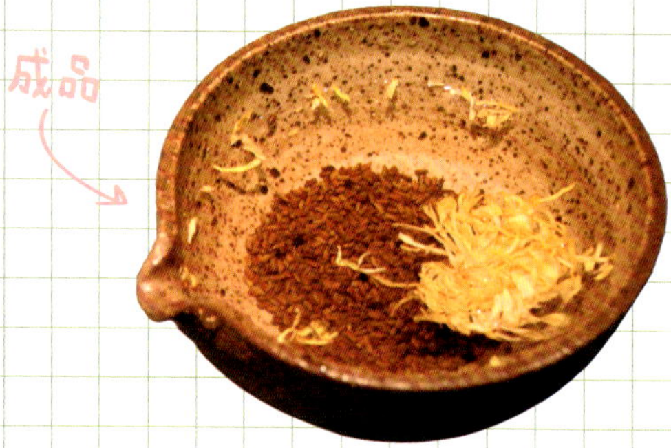

谷雨·健脾

Guyu

“好雨知时节，当春乃发生。”从刚开春雨水节气时的“春雨贵如油”到现在的“清明时节雨纷纷”，一路走来至此已经进入春天的尾巴了。所谓“雨水生百谷”，是这个节气的名字由来，可见这个节气期间雨水充沛。眼瞅着就要到夏天了，我们又该做怎样的功课了呢？

入夏前，女人们首要关注的应该就是身材了吧！如何让自己的体形恢复理想，成为夏日一道亮丽的风景呢？让迷罗来教你详细的功课，但是光瘦还不行，还要健康地瘦下来，所以还有健脾的功课要放在首位，具体怎么做呢？快来学习！

谷雨美丽功课

谷雨按摩忙减肥

谷雨时节，人体内的阳气比较旺盛。所以在前几个月脾胃功能不是很好的朋友，现在已经好转，胃口也逐渐增大。而很多减肥心切的女性在这时会对饮食比较顾虑，夏天快到了生怕因为多吃一点而增加体重，于是克制食欲，减少进食量。

很多人认为只要吃得少就不会长胖。其实减肥的关键在于肠胃运化的功能。脾胃吃饱了，能量足了，才有力气去运化食物。您总饿着它，脾胃功能下降了，吃进去的食物不能很好地转化成营养运送到全身，全都堆积下来形成了脂肪，这才是问题的所在。

一年四季气血各旺于一个内脏，而季末旺于脾。每个季节的末尾都是保养脾胃的好时候，当下是春天的末尾节气——谷雨。在这段时间您可别浪费，要多按按手掌的减肥点，它是老天赐给我们最好的健脾药、减肥药，我管它叫速效减肥点，这个点能被称之为“速效”一定有过人的本领。

很多朋友按揉完这个穴位以后，都反映很快就有感觉，见效快。但不是说这么快就能见“瘦”，而是首先会改善肠胃消化吸收功能和肠道排泄。

让我们来找一找它的具体位置：手掌上的生命线正中间的点稍微往里（拇指方向）移1厘米的位置。您用力按按试试，有些人没有感觉，这是好事，但有些人会疼得大叫，这表明您的肠胃功能不太理想，甚至已经出现了问题。

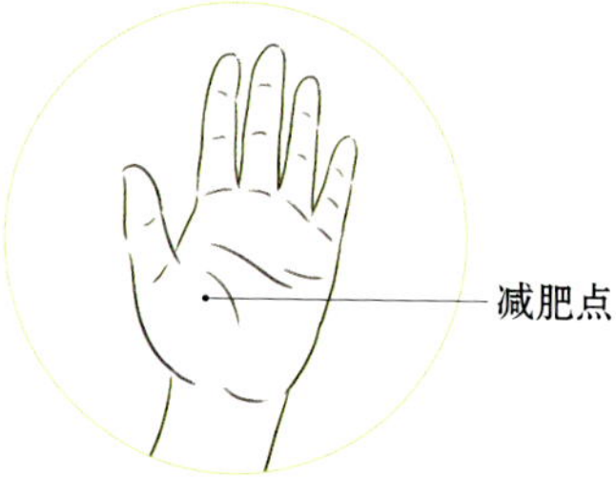

手掌上的减肥点，可以调节食欲哦。

这里面有一根筋，您用指腹左右拨动它，刺激效果更好。先左后右，当您持续刺激10分钟以上，30%的人在2～3次以后就有明显的胃口改变。重刺激会抑制食欲，轻柔刺激会提升食欲。很神奇吧，这正是穴位的双向调节效果。

在脾胃吸收能量的时候您要学会去顺应它，不妨试试迷罗教您的这个穴位按摩方法吧。只要您结合谷雨时节的养生功课，饮食清淡，少吃辛辣刺激的食物，少熬夜，再借助天地的阳气升发来进一步提升脾胃功能，相信您的脾胃就会越来越好。脾胃好了，脂肪就能得到很好的转化，营养也能运送至全身，使您既健康了，又苗条了，这不是最好的结果吗？

擀走脂肪秀身材

最近，小雅成天愁眉苦脸，为啥？胖呗。一个春天没运动，体重猛地涨上来20斤，眼瞅着夏天到了要穿裙子了，这浑身哪儿都肥肥的，可怎么办呀。结果她选择“临阵磨枪”，每天连着上好几节瑜伽课，累得气喘吁吁，让人好气又好笑。

我赶紧把她叫停了，教给她手上的减肥点，让她每天揉上两次，每次5分钟，然后发给她一根擀面杖。她拿着擀面杖直挠头，“难道您是让我回去吃饺子，这不更长肉吗？”

我说：“你不懂了吧，这可是我独创的擀面杖减肥法。”她一听眼睛立马放光，赶紧操练起来。

1 坐靠在沙发上，把擀面杖放于肚皮，双手按住两头，上下来回搓

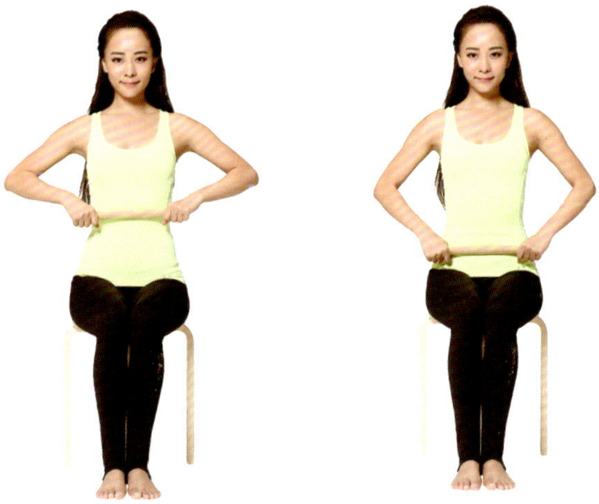

快行动起来，赶走脂肪，擀出好身材。

动，向下的时候着重用力，做5～10分钟。

2 站起来，把擀面杖放于地面，先用左脚踩住，用脚的中段位置来回搓动，力度要掌握好，太轻了会痒，太重了会疼，刚好踩到不痒不痛最好，踩搓5～10分钟，再换右脚做一样的练习。

我推广这个方法以来，很多人都取得了神奇的效果，最好的一个案例是两个月减掉16斤。心动了吗？快行动起来，在这春天的小尾巴上，赶走脂肪，擀出好身材。

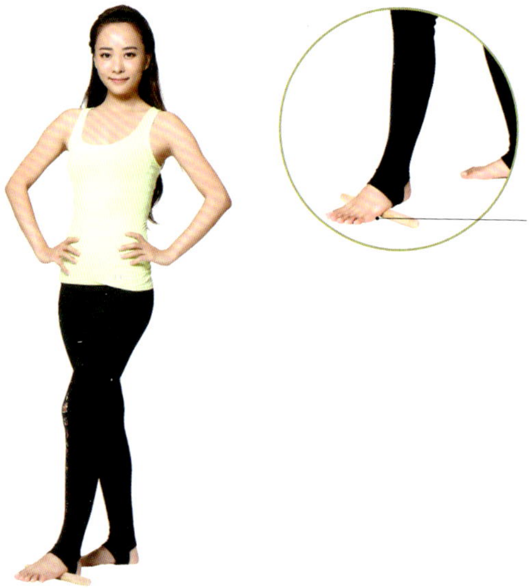

一根擀面杖让您轻松瘦下来。

开腿侧卧伸展式，调好内分泌

脸上长包、长斑点，口气重，脾气火暴，睡眠差，胃口不好，月经不正常，太胖或者消瘦……内分泌失调怎么办？您有什么好的办法吗？

谷雨时节，迷罗教您一招。瑜伽里面有一个动作叫开腿侧卧伸展式，别看只是一个动作，却具备多方面的功效。

首先它扭转到脊椎，增进身体的柔软度，舒缓脊椎、腰背的劳累感。更重要的是它同时按摩到肠胃消化系统，能促进消化，消减腹部脂肪。

其次它拉伸到双腿的经络和肌群，改善下肢的血液循环，疏通经络。

睡觉之前，做些轻微的热身，我们就去练这个动作吧。

1 平躺于床上。先抬起左腿，将其弯曲。然后将左腿放于右侧的地面上，双手平展于两侧。

2 接着，用右手去压住左膝盖。把右小腿向后弯曲，左手向下去抓右脚踝，面部保持向上。如果感觉做这个动作身体紧张，面部角度可适当调整，也可以用一条毛巾兜住脚踝；如果感觉轻松的话，可以再稍微用力向后拉伸右腿，但一定要适度。

呼吸自然深长，两侧都需要练习，每一侧保持动作3～5分钟。

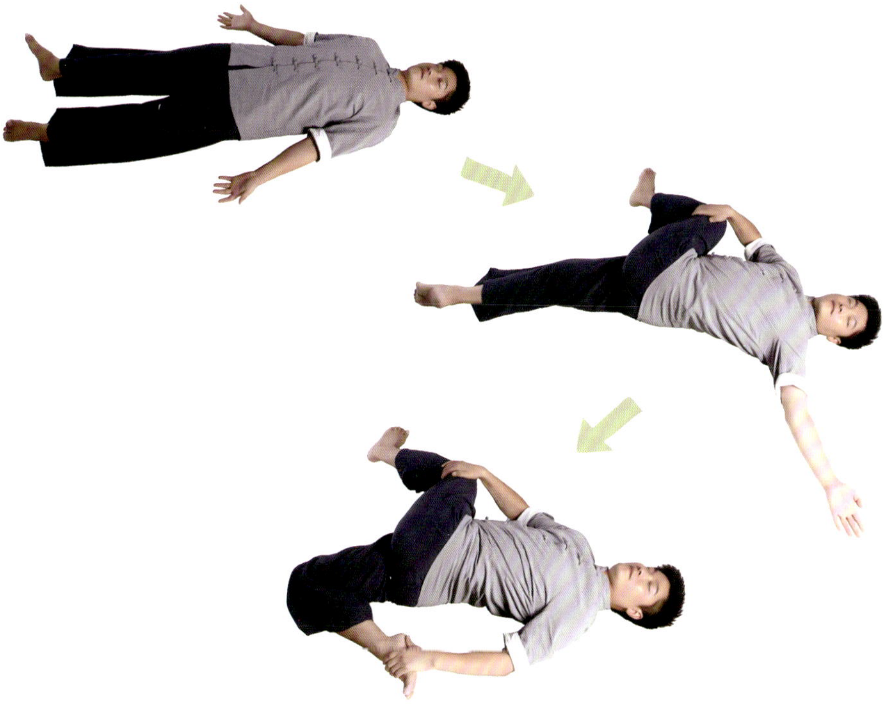

开腿侧卧伸展可以调节内分泌。

做完动作，您是不是感到从内到外的舒服呢？随着疲劳的减轻一定能睡一个好觉。坚持练习此动作，每次都给内脏一些轻柔的按摩，能够帮您很好地调节内分泌。

清脂瘦身茶

谷雨已经是春天的尾巴了，夏天就要来了，爱美的您是不是忙着减肥呢？有什么好方法吗？我肯定地告诉您，当然是练瑜伽了。但是结合瑜伽，再喝一喝我这个减肥秘方茶，保准有很好的效果。

食材准备

500毫升的杯子1个，干荷叶1张，陈皮5克。

做法

1. 将荷叶剪成细条放入水杯，直到填满水杯的一半。
2. 陈皮洗净，放入杯中，开水闷泡10分钟，当茶喝。

每天下午喝两杯，理气化痰，排毒减脂。

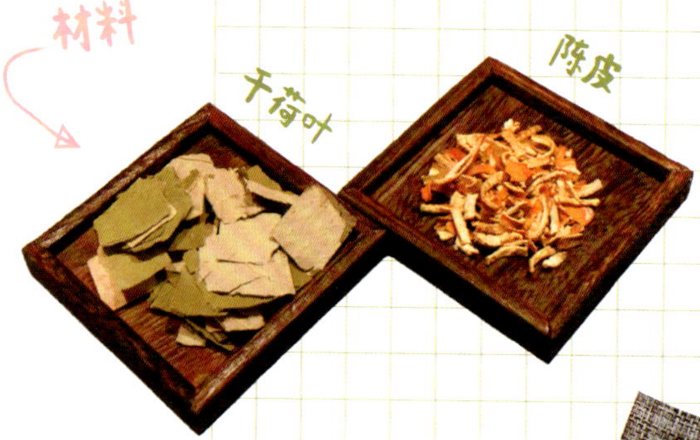

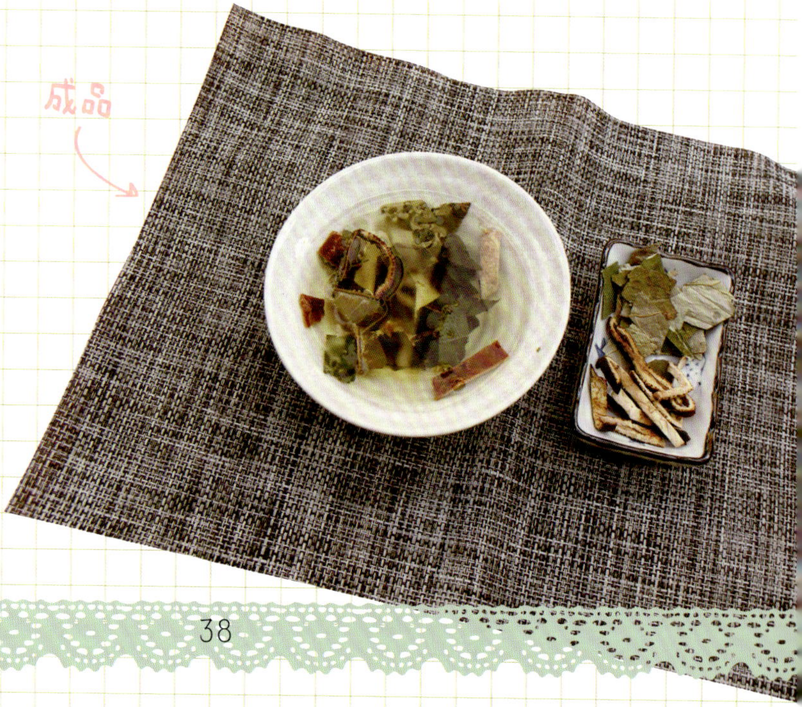

夏

summer

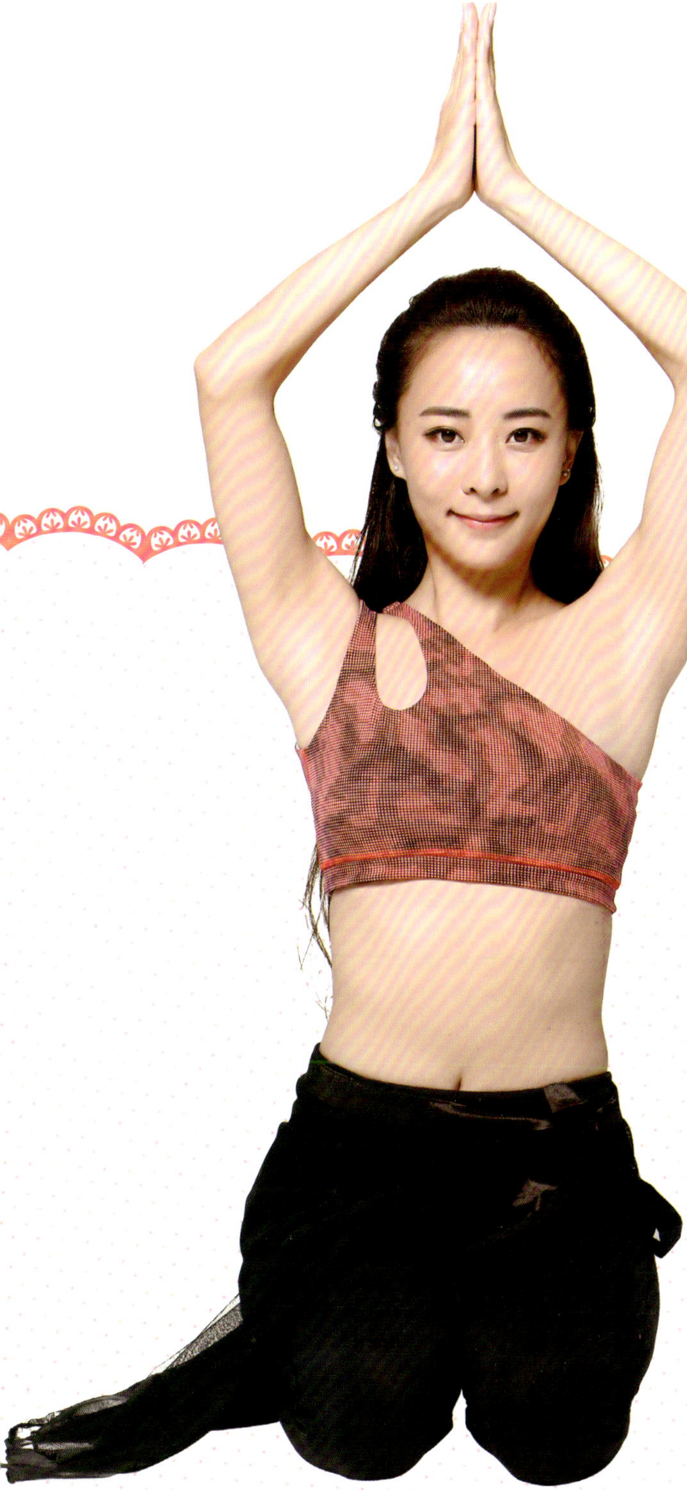

养心，好好伺候“皇上”

《黄帝内经》说，心为“君主之官”，既然是皇上，就少不了发发龙威。俗话说：“伴君如伴虎。”心脏的“君王”脾气也不好琢磨。心在五行属火，我们平时一定要多注意保养心脏，心志平和，不熬夜，不吃太多热性的食物，否则心火一旦烧上来，就如同龙颜大怒，身体必定受罪。

首先表现在舌头上，心开窍于舌，心火烧起来，口舌生疮，叫您饥不能食，喝水说话都疼，您说难不难受。另外，心其华在面，很多女生心火大，脸总是红的，当然不是正常的红润，而是红得有点过头，而且在额头上会反复不断地长些痘痘。

“烧心火”的症状

口舌生疮　情绪急躁
烦躁失眠　额头长痘
脸色过红

再有就是情绪也会发生变化，心火一大，人会变得急躁，躁动不安。一言不合，便动口角，肯定影响人际关系，而且自己也烦，尤其是晚上，躺着很烦躁，越烦躁越睡不着，越睡不着越烦。现代人工作压力大，高压之下必燃心火，心火一大，人就容易急躁心烦，甚至做出一些冲动的事情。

出现这种情况可以吃点苦味的食物，苦是入心的，能降心火，比如百合、苦瓜、苦菊、烤馍片等等。

心病还需心药医

看来心这个“皇帝”也是不好惹呀，可千万别把心的火勾起来，平时要多顺着它的性子来。心的性情是怎样的呢？是喜、开心，喜悦的情绪是入心的，所以平时要常保持好的情绪，看电视也是，要多看点喜剧，看书就多读点笑话。人一开心，心气就得到保养，心经就得以疏通，所以不要小看情绪，心情可是最好的“保健品”，就看您能否灵活运用。

尤其是老人家，心脏最弱、心气最虚，所以更需要我们晚辈给他们营造喜悦的氛围。常回家看看，多陪老人家聊天，就是老人喜悦的最大来源了。我们想要孝敬父母，其实昂贵的保健品远远比不上一次回家团聚、一句贴心关怀，回去给老人揉揉肩、捶捶背、洗洗脚，老人一开心，胜过任何补药。

6个养心的关键时机

中医的养生原则是春养肝、夏养心。因为夏天天气炎热，在五行属火，对应着心脏，所以夏天是心火最旺的时候，因此要适当地吃点苦味的食物去心火。

然而除了夏季，更需要养心的是与之相对的冬季。冬季在五行属水，对应着肾，万物封藏，冬天人的元气都归于肾保养，是肾气最旺的时候。肾水一旺就容易克制心火，所以心脏在冬天，于内受到克制，于外又因天气寒冷而变得脆弱，内忧外患，可是压力不小。因此在夏冬两季，我们要特别注意心脏的保养，尤其是在夏至、小暑、大暑和冬至、小寒、大寒这些属于两个极端的节气，都是心脏最容易出问题的时候，这6个节气要特别注意保养心脏、调节心经，以保我们身体里边的“君主”稳坐龙位。《黄帝内经》讲：“主明则下安。”心脏好了，所有的内脏也都会安定平和。

夏季吃对，排毒舒畅

夏天，很多女生往往都有明显感受，天气炎热了，胃口也变得不好，吃不多，吃什么都不香。因此我们在夏天的饮食一定要顺应气候，增加一些清淡的食物，应该减少太过油腻的饮食，尤其烧烤、火锅、羊肉、鸡肉这一类热性的食物更要少吃。夏天虽然外面的气候令我们不爽，但只要内在饮食合理，能保持内在清爽的话，也一样能好好过。

避生少冷

人们习惯在炎热的夏天多吃一些生冷寒凉的食物，比如各种冷饮、水果、冰激凌，但站在养生的角度来讲，最不适合吃冰冷饮食的反倒是夏天。夏天，人的阳气顺应自然气候，浮于体表，内脏是相对亏虚的，其实很缺乏抵抗力。夏天是拉肚子最多的季节，饮食上稍微不注意，吃生一点或凉一点就可能损伤肠胃。因此，当您如果实在找不出自己胃寒肠虚的原因时，就检讨一下是不是夏天冷饮吃多了。

红绿相配

夏天对应着心脏，心在五行属火，对应红色，所以红色的食物能养心，比如：番茄、樱桃、草莓、红豆等。尤其是红豆汤能清热解暑利湿，是夏日饮品的首选。另外绿色的食物以蔬菜为主，夏天忌辛辣厚味，建议多吃些清淡蔬菜，能保持体内清爽。

增辣少苦

奇怪，前面不是刚刚讲到夏天应该少吃辛辣厚味吗，怎么现在又说要增辣呢？其实呀，这个辣是可以少量增加的。俗话讲，“冬吃萝卜夏吃姜”，这个姜就是辣的。辛辣的食物能帮助人体毛孔的宣泄，增加排汗，有排毒的功效。夏天要顺应自然规律，如果您忙到没有时间去运动出汗，或者总在空调屋里受寒，那就适量增加点辣味吧。而苦的味道是入心的，适当的苦味可以养心，但吃太多又会导致心火太大，应适量少吃一些。

迷罗 Tips

多吃	少吃
① 清淡的食物。	① 太过油腻的食物。
② 红色的食物：番茄、樱桃、草莓、红豆等。	② 热性食物：烧烤、火锅、羊肉、鸡肉等。
③ 绿色蔬菜。	③ 生冷寒凉的食物，比如各种冷饮、水果、冰激凌等。
④ 适当地吃辛辣的食物，如姜等。	④ 少量吃些苦味食物。

立夏·减脂

Beginning of Summer

立夏标志着夏天的到来，正是天气由暖转热的过渡期。记得有一年去杭州游玩，正赶上立夏。家家户户煮新茶，配上两颗橄榄或者是金橘，清爽甘甜，很是好喝，这是当地立夏七家茶的习俗。江西一带也有立夏茶的说法，据当地老人家说：“不饮立夏茶，一夏苦难熬。”所以，今夏想做个清爽美女的你一定要喝点立夏茶哦。喝什么茶呢？迷罗向你推荐一个绝佳的配方：一小撮龙井，四五朵菊花，三四粒枸杞，两枚金橘，最后加点冰糖或者蜂蜜。绝对爽口好喝。喝了立夏茶，清爽好度夏。

当您在下午茶时光悠闲地喝一杯立夏茶，然后从躺椅上起来，铺张瑜伽毯子，练练瑜伽，该是多小资呀。

立夏开始，天气会逐渐炎热，万物旺盛而壮实，人体的生理功能非常活跃，正是运动健身的大好时机。瑜伽中有一套非常经典的新月式，每天早晚练一练，既能帮您通经络，还能减肥瘦身，岂不很好。

立夏美丽功课

夏天不做“衰”女郎

夏天是一个繁荣的季节，也是一个展现美的季节。大自然在以艳阳、雨水、枝繁叶茂来展示它的美，而女士们则可以最大限度地展现自己的身材来释放美。您看马路上，吊带、超短裙、高跟鞋……女人们都在尽情地表达着自己的美。

然而李姐却不大喜欢夏天，天气一热，让她很难熬，总觉得很疲乏。俗话说：“春困秋乏夏打盹。”这才刚初夏她已经占全了三样，而且天气越热就感觉自己越虚，前两天出门逛商场，还没到商场就感觉中暑了一样，头晕眼花，恶心难受。她很郁闷，“现在就这样了等到了伏夏还不要我的小命啊。”

我说：“其实问题不在于天气，是你的能量不足，贮备不够。夏天天气炎热消耗大，而你气血不足，满足不了正常的消耗，自然觉得很虚。”

人体的能量是春生夏长，春天的气血升起来，夏天才能生长壮大。而李姐的体质本来就不好，气血不足，在能量的运行中就难免掉链子，跟不上春生夏长的脚步。注意保养的人是越活越有劲、越健康的，而李姐只能越活越“衰”了。

为了在夏天不衰反荣，我们就应该做好如下四点。

夜卧早起

和春天一样，夏天也要夜卧早起，晚上可以睡得晚一点，但是一定不要超过11点，这是子时觉，夏天消耗增大，因此要子午同睡。中午吃完饭半小时以后尽量小睡片刻，时间不用太长，半小时以内就可以，睡好子午觉是夏天保养的第一步。

无厌日光

夏天自然是日光强烈、天气炎热，但我们不要讨厌这阳光，也不要讨厌出汗。很多女生一到夏天就天天钻进空调房里不愿出来，这是很不利于排毒的。一年四季中，身体就指望着夏天多出些汗来排毒，毛孔都充分打开了，只需要您适当出出汗就好了。但您却不顺应自然规律，不让它出汗，反而吹太多空调，使张开的毛孔感受寒邪，又增加了体内的毒素，不得病才怪。所以说夏天不要讨厌热，更不要怕出汗，应少吹空调，适量运动，才能顺畅排毒。

顺情无怒

就如同夏天要多出汗一样，人的情绪在炎热的夏天也容易“火”大一些，所以要顺应规律，保持好心情，不要压抑自己，不要跟人怄气、较劲，想吃就吃点，想喝就喝点，只要不过度就好了。

养心调神

夏天在五行属火，对应着心脏，所以夏天是心脑血管疾病多发的季节。天气炎热，使人心神烦乱，容易失眠，因此在夏天我们要调节情志，规律生活，做好养心调神的功课，心神安宁才能气定神闲。

新月式，“东方不胖”完瘦如新月

那天上课，来了位新学员，一下课，向华就将她拉过来向我介绍：“老师，这是我的闺密，我叫‘独孤求瘦’，她叫‘东方不瘦’。”

我赶紧抱拳：“二位女侠，失敬失敬，不知有何指教。”向华也不客气，“好说好说，找您自是没有旁事，就是这身肉肉怎么办呀，咱俩匀匀得了。”

我上下一打量：“自从教你元瑜伽减肥基本功以后，我觉得你已经瘦了一些了呀，怎么自己没发现吗?”

其实呀，她自己早就发现了，只不过非要从别人嘴里听到才肯相信，听我这一说，她可美了，一把把她姐们拉过来说，“那就请老师帮人帮到底，减肥减到没吧，把我这朋友也收了如何？”

于是，我就教了一套自己在家练的瘦身瑜伽——新月式，每天练习五六遍，完瘦如新月。

1 站立，双脚打开与肩同宽，双手自然下垂，目光平视前方。

2 吸气时，双手手臂经体前侧举起伸向天空。呼气时，俯身向下做脊椎前屈的练习，尽量保持腰背脊椎伸直，紧张的话可以弯曲双腿。保持5个呼吸的时长。

3 右脚向后撤一大步，然后把右膝盖落下跪地。

4 抬起上半身，双手手臂伸直举向天空，骨盆调整至面向正前侧。保持5个呼吸的时长。然后把腿收回，恢复第二步的脊椎前屈式，换另一侧做同样练习。

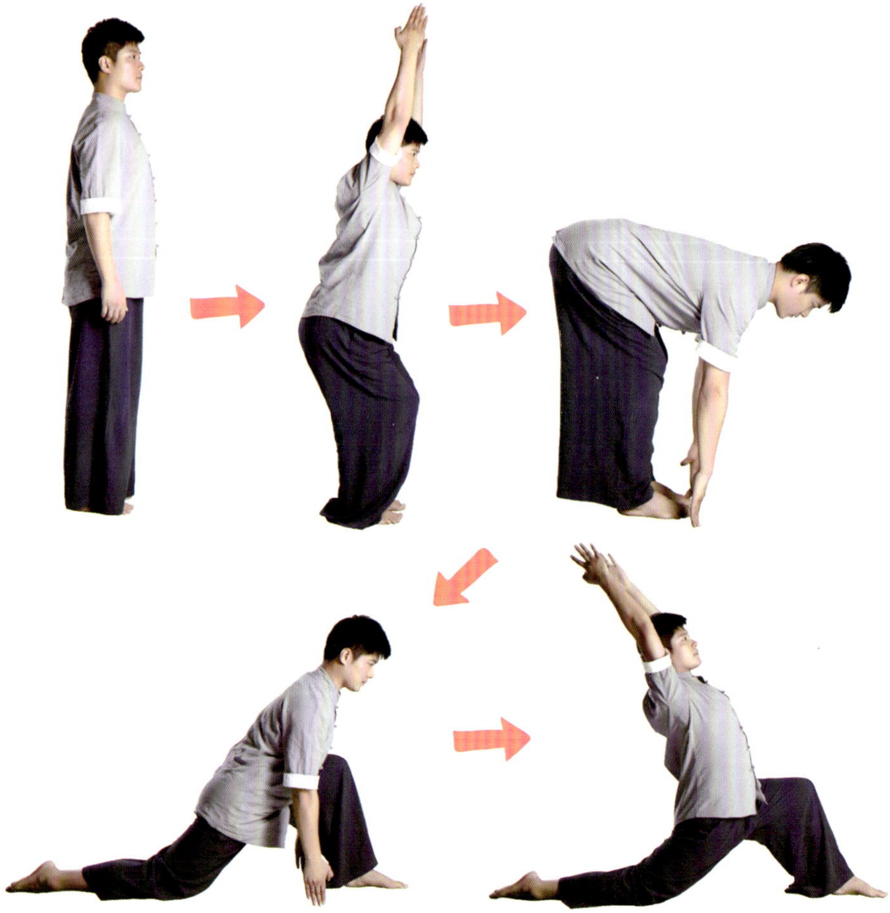

每天练习五六遍，让你完美瘦下来。

补血祛斑汤

女人以血为本，血虚了，就如同花儿失去了营养，会过早地枯萎。血虚的女人还容易健忘、月经不调、面部长斑，怎么办呢？别急，迷罗教您一个小秘方，把下面两种食材煮到一起就可以补血养颜祛斑哦。

食材准备

优质黑木耳25克，大红枣10枚，水3碗。

做法

1. 先将木耳用温水洗净，浸泡半小时泡发，红枣洗净去核。
2. 将木耳与红枣放入砂锅加水煮，水开以后，小火熬煮半小时。

每天1碗，连喝下来你就会逐渐看到自己的小脸儿白净又粉嫩了。

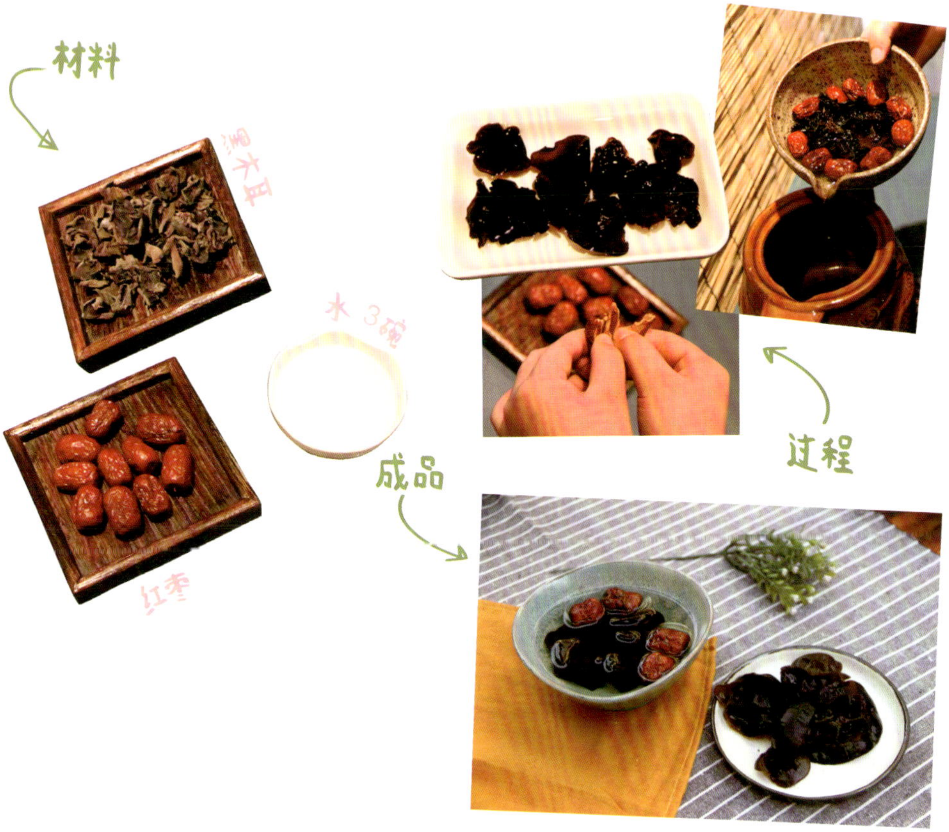

小满·强心

Grain buds

小满时节，大麦小麦等很多夏收作物已经颗粒饱满，但还没有完全成熟，所以正是一个小满的状态。这时人体的能量也正是一个小小的饱满期。天气温热，气血循环旺盛，是内脏机能欣欣向荣的时候，会保养的女生们可一定要抓紧做功课哦，强心健脾有活力才是健康美女。

然而，很多女生受气候的影响，又开始“变身”了，变成一个令自己郁闷的“惹火女郎”。这段时间气温升高，如果您饮食或休息不够规律，就会经常引发内火。正巧又赶上雨水渐多，火气若跟湿气掺杂在一起，可是一股不小的“黑暗势力”，会影响我们的内分泌，影响皮肤，导致长痘痘、口气重、便秘或者腹泻等等。

小满美丽功课

分清虚实才好下火

“上火”是很有中国特色的一个词儿，一般身边人出现咽喉肿痛、大便干燥、牙疼、长痘等情况，都会说是上火了。上火是怎么一回事呢？其实就是过多的热量聚集在某一个脏腑。

您吃太多的水煮鱼、麻辣香锅、香辣蟹之类的辛辣之物，这些热就淤在脾胃里面，胃就上火了，肠胃有火就会表现出口臭、便秘、口疮、牙疼等等症状。当您精神压力太大、情绪不好、脾气太暴，就会有火淤在肝经，肝经上火会导致您眼睛红肿、脾气暴躁、舌干口苦、头痛头晕、两肋胀痛、食欲下降等。

您看，这都是火。火一大，这叫阳盛阴衰，阴阳就失衡了，内分泌就被打乱了，人也容易发胖，因此我们要随时观察自己的身体，防微杜渐，不使它发生“火情”。

火一般分为虚火和实火两种。实火多由外感形成，比方说气候中的暑湿燥火、饮食中的辛辣油腻、情绪中的精神刺激等。主要表现有：面红目赤、口唇干裂、身热烦躁、尿少便秘、咽喉肿痛、牙龈出血、舌红苔黄等。

虚火多是因为内伤，如长期生病、劳累过度、经常熬夜等耗伤元气等因素，导致阴阳失衡，化生内热。主要表现为：全身潮热、夜晚盗汗、口燥咽干、内心烦热、疲倦乏力、舌红苔薄。

一根筷子解困乏

老人家讲：“春困秋乏夏打盹，睡不醒的冬三月。”徐倩同学是一样不落的，搞得她很是苦恼。“好烦啊，为什么我总是很乏、很困、很没精神？”练瑜伽也是，一堂初级的瑜伽课，她上到一半时就练不动了，抬胳膊就像举重一样，哈欠连天。

我一看这样哪儿行呀，赶紧找来一根筷子给她，她疑惑地眨巴眼睛：“老师，您是说再看我练瑜伽犯困就拿这根筷子戳我是吗？”

这话让我哭笑不得，于是我把筷子拿在手里给她示范。您也可以回家找这种上半部分是四方形的筷子一根，用双手合掌夹住筷子，来回搓动，重点以手掌的中段为主，反复搓动3～10分钟。她做完一看，手掌变得红红的热热的，甚至带动整个手臂和上半身都微微地发热。

但是她做完了还是很疑惑："这跟我平时犯困、乏力有什么关系吗？"

我告诉她脾主肌肉，脾胃把食物中的营养转化成能量运化到肌肉脏腑中去，人就有力量和活力。但是当人脾胃虚了，运化无力，肌肉得不到能量，人体就会表现出困乏、无力等现象。

在手掌上，掌心是心包经的重点穴位劳宫穴的所在区域，刺激它可以促进身体的血液循环。而按照手掌反射原理来看的话，手掌的中段正是脾胃消化系统的反射区。我们在反复搓动这种有棱角的筷子过程中，很好地刺激到了它们，对于提升脾胃运化能力、促进血液循环都有很不错的效果。每天在中午午餐前搓上10分钟，坚持下来，可以强心、健脾、添活力。简单吧？抓紧做起来哦。

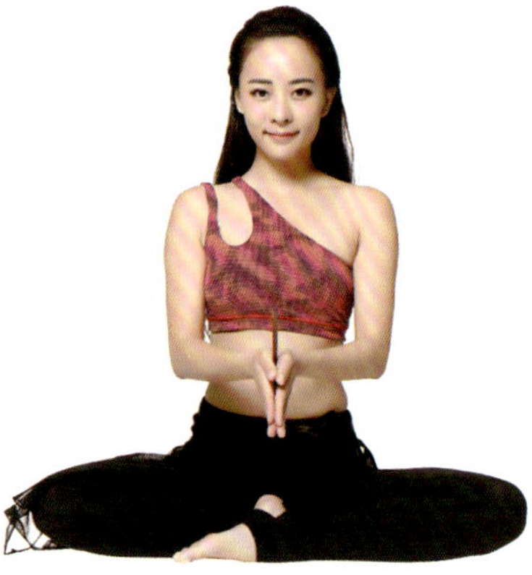

搓一搓，促进血液循环。

双手强心式，让您的心脏百邪不侵

同事孙大姐身体倒是没什么大问题，就是每次去体检，医生都说她心脏机能有点弱，血运慢，要多做运动。她就问我，有没有什么动作是专门增强心脏功能的呢？

我手头还真有这么一招强心式，就教给她。方法呢，就是佛家的双手合十。

1. 双手合十，肘尖向两侧平展，让两个小臂打开成一条直线，让掌根平放在两乳中间的膻中穴前面就可以，这样能打开心经。

2. 五指微微地张开，指尖向外跷起来，用两手手心暗暗用力一起向中间推。

在逐渐增加力量的过程中，您会感觉手臂开始微微地发抖。就保持这种状态，让它微微抖上半分钟至一分钟。刚做了一会儿，孙大姐就感到腋窝到小臂这截部位开始发热了。我说这是好现象，每天做上2～3次，就可以打通心经，增强整个上半身的血液循环，保养心脏，让您的心脏百邪不侵、“刀枪不入”。

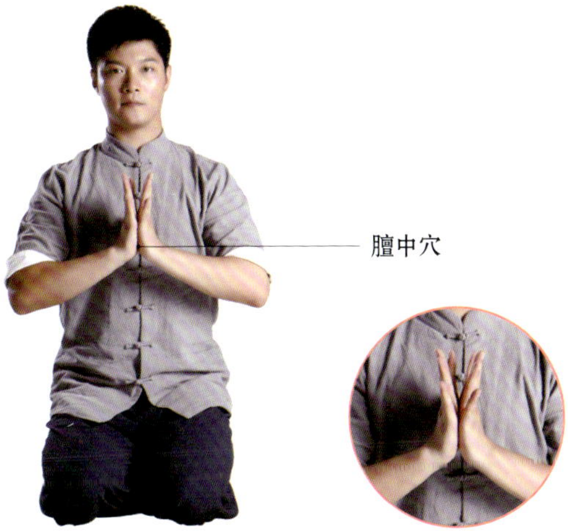

双手合十暗暗用力往中间推，
增强上半身的血液循环。

肉桂开胃茶

朋友们，最近天气闷热潮湿，身体有感到什么不舒服吗？是不是容易困顿、疲乏、胃口下降、消化不良？迷罗教您做一个养胃活力茶，绝对好使。只需要用家里炖肉时最常用到的一种作料就可以哦。

食材准备

肉桂1块（5克左右），一碗半水

做法

1. 将肉桂洗干净，加水煮，水煮开以后再转小火煮上10分钟后停火。
2. 水温后兑入适量蜂蜜。

饭前来1杯，可以温养脾胃、促进消化、通血脉、提升活力。

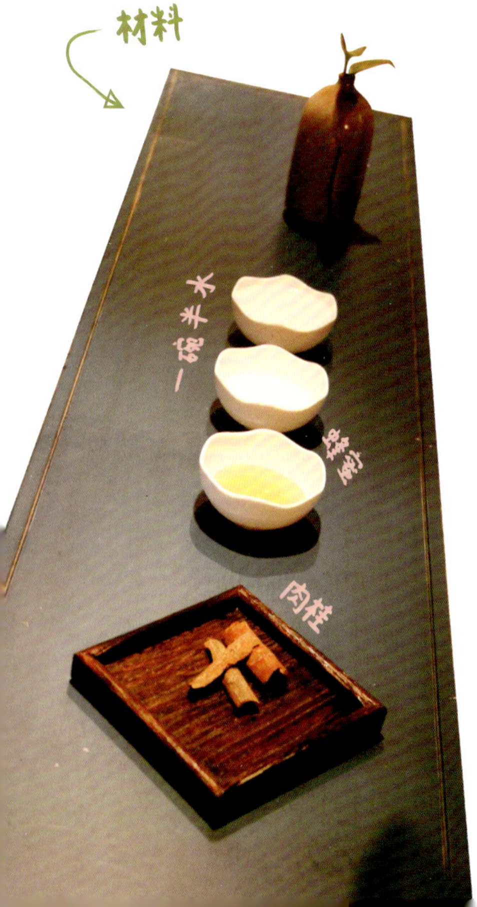

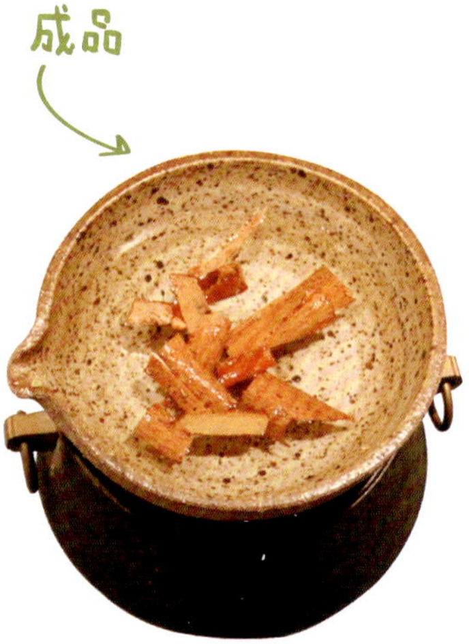

芒种·通络

Grain in Ear

“芒种芒种忙忙种，芒种一过白白种。”这是老人们常说的谚语，它说的是这个时节是播种一些有芒的谷类作物的好时机，农事上常以这一节气为界，芒种一过，农作物的成活率就降低了，所以要抓紧播种。

农民伯伯们在忙着播种庄稼，那我们该做什么呢？当然是抓紧播种健康，想做一个健康万人迷，就从当下节气开始做功课吧。迷罗为您精挑细选了一套最佳方案，不用大动静，只需要在您那小小的耳朵上做做文章就可以起到通络美容、减肥、祛斑祛痘、调节内分泌的效果。动心了吧，快点来看看。

芒种美丽功课

减肥法门在耳穴

林秋在电视中看到了一个耳穴减肥的方法，可把她高兴坏了。因为只要把一种亮晶晶的小磁石贴到耳穴上，既可以刺激穴位起到减肥的效果，又像一种水晶耳钉一样漂亮。

这个林秋呀，贴了一耳穴的小亮片，故意在大家面前走来走去，想引起大家的注意。等她在大家面前来回走了十多圈以后，终于被黄大姐发现了，大姐好奇地问："小林啊，你耳朵上怎么扎了这么多耳钉，痛不痛啊？"

林秋摆弄着耳前的头发，说："黄姐呀，落伍了吧，这个叫减肥耳穴贴。贴上它既能做耳钉，又能减肥哦，减肥、漂亮两不误。"

还有这种好东西？黄大姐和另外两个学员很快就把林秋包中的耳穴贴掠夺瓜分了，三个人对着镜子一阵乱贴，可贴在耳朵的什么部位才会有减肥的效果呢？

于是三位大姐便闪电般地出现在我面前，"老师，现在流行一种耳穴减肥，你说这靠不靠谱呢？"

我说这通过耳穴调节身体，还是靠谱的。就和足疗一样，耳朵、手和脚一样都属于全息反射胚，在上面分布着对应全身的发射区，而且相对于手和脚来说，耳朵更娇嫩敏感一些，反射效果也会更灵敏。

反射区调节，首先要提升反射区的活性，促进它周边的气血循环，调节的效果才会好。您看做足疗之前还得先泡脚，再搓搓，然后才点穴，所以要想很好地通过耳穴来减肥，先要提升耳穴的积极性。大家可以先做我这一套耳蜗反射按摩法。肾开窍于耳，按摩耳朵可以提升肾气；小肠经、三焦经、胆经都联系着耳朵，按摩耳朵又可以疏通这几条与内分泌关系紧密的经络。按摩完以后，耳朵红红热热的，气血很足，这时点按耳穴效果才给力，您再贴耳穴就有事半功倍的效果了。

耳蜗反射按摩法的手法共三步：提拉，搓揉，画S。

第一步提拉。先用拇指和食指捏住耳朵的中段，向上提拉耳朵9遍，掌握好力度不要太重，然后向外侧提拉9遍，最后向下提拉9遍。

第二步搓揉。伸出双手的食指与中指，用这两个手指分别夹住两只耳朵，上下搓动直到耳朵发热。

第三步画S。用食指指腹按住下耳蜗向上沿着轮廓推动，推到尽头时再原路返回，刚好呈一个S状，一直推到耳窝发热为止。

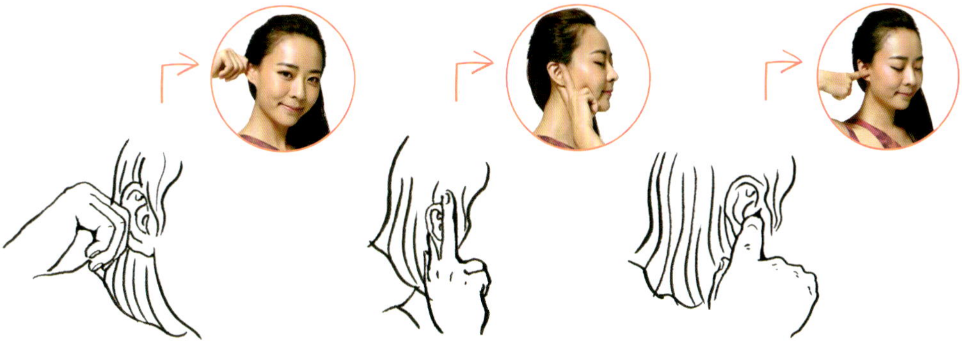

提拉　　搓揉　　画S

按摩耳朵，让气血更充足。

做完这三步，您的耳朵是不是已经发红发热很舒服了呢？接下来就可以贴耳穴了。耳穴贴有很多种，有针形的、磁石粒的，最常用的是王不留行的药籽。我们也可以从煮粥用的小米中挑几粒细小圆润的来替代。

用医用白胶布剪成0.5厘米左右的小方片，将小米粒放在胶布中心，然后贴在穴位上，贴上以后每两三个小时想起来就揉揉，就可以给自己调节保健了。除此之外还有一个懒人的方法，就是用伤湿止痛膏剪成小方片，贴住穴位就可以。因为膏药中含有的麝香和冰片这一类药物都有透穴开穴的效果。

在耳穴中具有减肥效果的反射区有神门、皮质下、肺区、胃区、内分泌区；有美容效果的是肺区、神门、面部、内分泌区；有祛斑祛痘效果的是神门、肝区、脾区、肺区、内分泌区。把穴贴贴好以后，常揉揉，坚持下来您就慢慢地会收获瘦身美容和保养的效果了。

但是朋友们一定要记住，想点穴先开穴，只有先通过耳蜗反射按摩法把耳朵的穴位叫醒，它才能勤奋地工作，点穴的效果也会翻倍。

借问女郎“惹火”否

“惹火女郎”自测法

请看以下选项。

- □ 口干咽干
- □ 爱吃辛辣油炸的食物
- □ 便秘
- □ 爱长痘痘
- □ 脾气大或常烦躁
- □ 容易失眠
- □ 体形肥胖，脂肪结实
- □ 口气重，爱喝冷饮
- □ 精力旺盛，体力过足
- □ 面色偏红

以上选项如果您有两项符合就要恭喜您晋级为“惹火女郎”了。如何才能消火使您安然度夏？就要好好练一练这个节气的瑜伽了。

美女蛇转身式，促睡眠平火气

芒种节气到了，天气越来越热了，课上我讲到这段时间是播种健康的好时机，已经把养生作为生活方式的美女们纷纷跑来问我：“老师老师，芒种这么重要，我们该练什么？”看着她们认真的样子，我问她们：“你们也学习这么长时间了，都来说说，这段时间你们认为该怎么养？”一个女生便认真地分析起来：“夏天天气炎热，五行属火，对应着心脏，所以心火较大，会影响到人的情绪，导致脾气急躁，进而影响到睡眠，睡不好又会表现在脸上，使额头长痘，所以这段时间要做好去心火的功课。”

我看她说的在理，予以表扬，然后补充说：“芒种阳热之气旺盛，心火加大，人容易烦躁失眠，但对于咱们练瑜伽的人来说，心火也是好东西，它是过剩的能量，可不要随意浪费。我们只需要在这段时间多做按摩脾胃的动作就可以使心火生、旺胃土，把讨厌的火气转化成有用的能量，能健脾补气改善内分泌，促进睡眠。”这回大家开心了，强烈要求我马上讲解方法，于是我请大家都来做这个美女蛇转身式。

1. 趴在地面上，把左腿尽可能弯曲，双手扶在肋部的两侧。
2. 吸气，两肩后展，呼气时，手掌推地，撑起上半身。

注意髋部不要离开地板，肘关节向后夹，保持3～5个呼吸，然后慢慢放下身体。

3. 换另一条腿做同样的练习。

在练习美女蛇转身式抬起上半身的过程中，脊椎的向前弯曲按摩到了肠胃消化系统，同时弯曲的腿部加强了对脾胃经和肾经的锻炼，有助于提升脾胃运化功能。

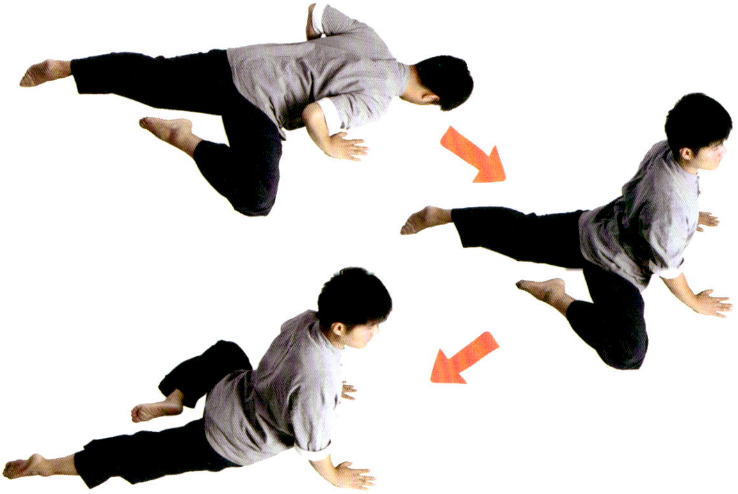

睡前练一练，睡得更沉更香甜。

暖胃止泻茶

天热，家人常因食凉而伤肠胃导致腹泻，巧手妈妈总会熬一个暖茶给我们喝，常常药到病除。所以当您再有这种情况发生也可以试试用这个方法，只需要两种最常见的食材——姜和枣。

食材准备

生姜1块，大枣10枚

做法

1. 生姜1块去皮，切成一元钱硬币厚度的五六片，然后切成细条，大枣10枚洗干净晾干后都掰成两瓣。
2. 准备一只炒菜锅，用小火烧干烧热，不加任何调料与油，只用干锅。
3. 倒入姜条与大枣，不断用铲子搅拌炒至微焦，然后加两碗水煮开就可以了。

趁热喝上1大杯，暖胃止泻快又好。

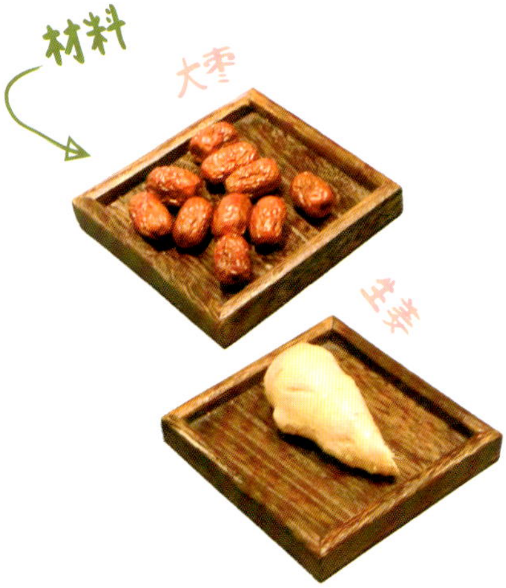

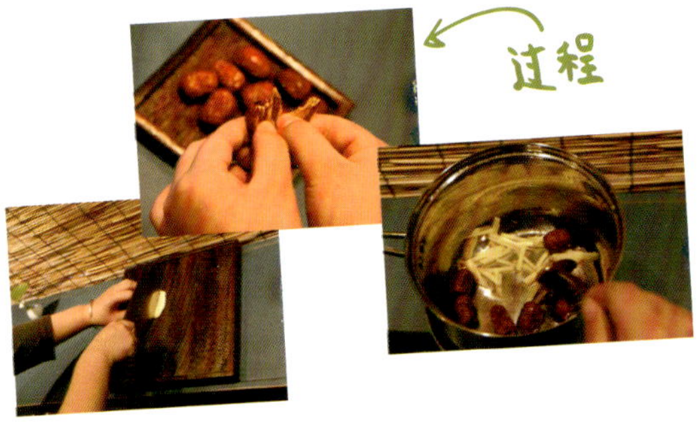

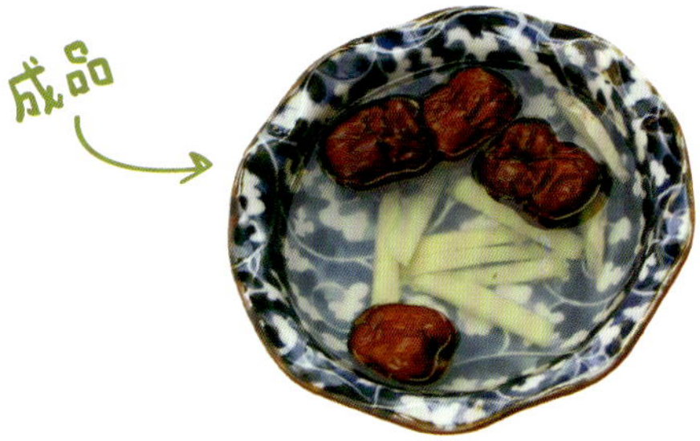

夏至·养阴

Summer Solstice

夏至是酷夏已至的意思，据说古代每逢夏至，文武百官都要放假三天，以避夏日酷暑。所以，想要美出健康的你更要做好防暑准备。那么，将这个节气上的炎热如何转化成保养的能量就值得我们好好研究一下了。

俗话说：“冬至一阳生，夏至一阴生。”这两个节气都是阴阳转化的阶段。夏至这天白天最长，夜晚最短，白天属阳，夜晚属阴，这就代表着夏至这个节气是阳气最足的。但是物极必反，阳气足到极致就会转阴，从夏至日过后的第二天开始，阴气就发芽了，这和种子发芽是一个道理，种子在发芽时最脆弱，所以要小心呵护，尤其是以阴为本的女人。

一个女人阴足自然就柔美，那在夏至时如何做到养阴呢，快来翻开这个节气的功课吧。

夏至美丽功课

六字真言话夏至

养阴

夏至，一年中最重要的节气之一，这天白天最长，夜晚最短。白天为阳，物极必反，这时是阳气盛到极点而阴气发芽的时刻。阴气是人体津液等成分，与阳气相辅相成，必不可少。阴阳转换是在深睡眠中进行的，有句俗语说，“熬一夜少活七天”，就是指这个节气。生命诚可贵，在这个节气上大家一定不要熬夜。

解暑

养阴首先要学会解暑。

暑气伤人如猛虎。炎热的天气，您往外面走一圈回来，会觉得闷热心烦、口干舌燥，中暑的难受劲儿就更不用说了。为了帮您清凉度夏，迷罗拿出一个小秘方来给您——冬瓜三宝解暑茶。

夏天解暑，家家户户厨房里都藏着一个宝贝，那就是再平常不过的冬瓜。它能祛湿解暑，排毒减肥，夏天上我们身体需要的保健功效几乎被冬瓜一网打尽。但是要想达到最好的效果只用冬瓜肉是不够的，被我们扔掉的冬瓜皮和冬瓜子反倒是最有用的。冬瓜皮清热解暑，利水消肿；冬瓜子润肺化痰，消痈利水。

冬瓜肉、冬瓜皮、冬瓜子就是夏季解暑三宝了，把这三样一起煮水喝，效果才最好。用冬瓜800克，削皮，挖瓤取子，肉切成小丁，拿一个大碗，将皮、子、肉一起放入，撒上两三勺红糖，再放三四片生姜，拌匀。静置1小时后，冬瓜会逐渐出水，加水煮开后，关小火再煮半小时，喝水即可。冬瓜三宝解暑茶，甘甜可口，解暑祛湿。

祛湿

养阴也要学会祛湿。

夏至以后，逐渐要进入三伏天，这是一年中最闷热潮湿的时段，湿气一重就影响人的内分泌。而且中医讲：“暑多挟湿。”这两位可是狼狈为奸，暑热蒸开人的皮肤毛孔，耗散元气，降低人体的防御能力，湿气就趁虚而入了，所以一定要防。

阴陵泉、足三里、血海、三阴交、丰隆这几个穴位是“祛湿团队”，您可以多多去找它们帮忙。

再教给您一个祛湿小秘方，全家老少都可以喝，味道还不错，原料也简单，既养脾胃又祛湿。用100克糙米，不加油不加水，小火炒焦不要煳，这时加水煮上20分钟，就可以了。每天这么一锅，全家都喝一喝，健脾祛湿。有一点您要注意，米还是要洗一洗的，但是刚洗过的米不能炒，等晾干了以后再炒。

三样功课，您记住了吗，祝夏安！

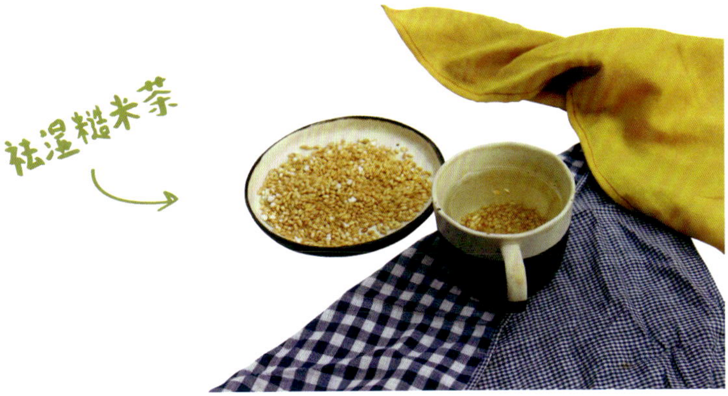

脾经养内之绝招

脾很重要，它在身体里面，如果出了问题，我们是不可能把它拿出来修理的，只能着眼于脾在身体上延伸出来的“电线”——脾经来做功课。

脾经的大概走向是从大脚趾的内侧沿着腿的内侧，走小腹经胸部向上散于舌下。这条经络所经过的部位出了毛病，都可以去找它，像消化不良、腹泻、月经不调、闭经、痛经、难产、盆腔炎、下肢无力、关节炎等，只要在脾的“地盘”上出了问题，都可以请它来“做主”。天气最为寒冷的冬至、小寒、大寒，最为炎热的夏至、小暑、大暑这几个节气都是女人关爱自己的关键时期，因为脾主统血，所以中医认为脾与妇科方面关系密切。在这几个节气就要做到重点通过脾经的调节来保养女性器官，调节女性内分泌。今天我们就来学习脾经保养的绝招——适合超级懒人的健康碰碰功。

很多朋友就说："你教的敲经络方法功效确实很好，但我敲敲就累了，一累就不想敲了。"真可谓"超级懒人"。其实迷罗也理解，现在人们的生活节奏这么快，压力这么大，时间确实紧缺。为了满足"超级懒人"们的需求，迷罗破例打开"迷氏百宝箱"，拿出一个超级简单的养生方法给您。不用刻意去敲，只要很自然地碰碰就可以对您的泌尿生殖系统和消化系统进行保养。

太白穴在我们大脚趾的内侧、凸起骨节的下面，这个穴位是脾经的原穴。每条经络只有一个原穴，所谓原穴就是脏腑原气流注的穴位，是每条经络原动力的开关，而脾经的这个原穴更不简单。我们都知道，脾经是一条大经，脾胃是后天之本，是"仓廪之官"。脾胃就像一个老妈子，把营养化成奶水抚养五脏六腑，所以脾胃健康是您拥有一个好身体的保障。

很多人摄入太多高热量的食物，却懒得运动，这就给脾胃增加了压力。如果您近期出现脾胃不适就要抓紧去打通太白这个脾经上的开关，方法就是超级简单的健康碰碰功。您只要舒舒服服地坐着或是躺着，把腿伸直，脚跟靠在一起，用两个脚尖的内侧相互碰撞就可以。很简单吧，我喜欢每天晚上回到家里坐在沙发上，泡完脚然后一边听着音乐，一边看书，一边碰碰脚，什么也不耽误，还起到养生的效果。像月经不调、脾虚、脾湿、消化不良、舌边齿痕、腹胀还有糖尿病等症状都在太白穴所能调理的范围内。

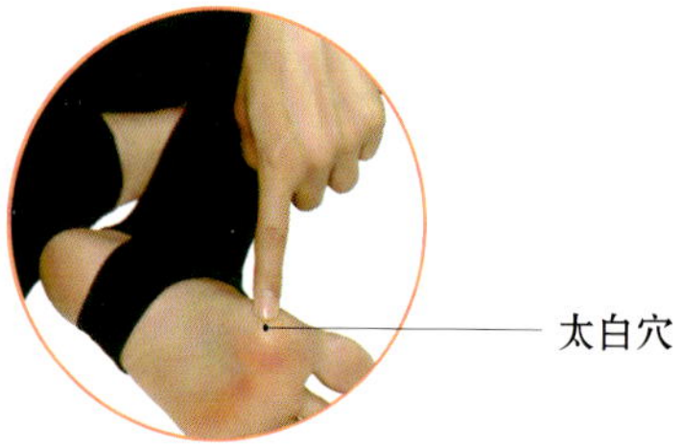

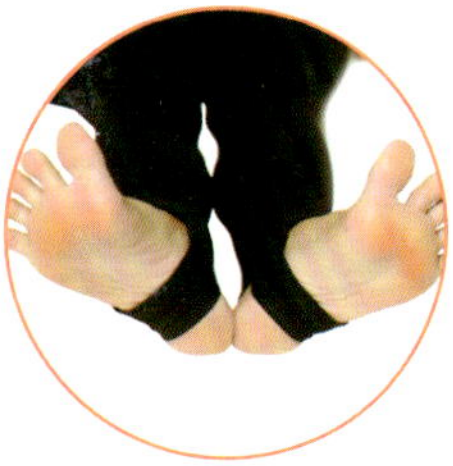

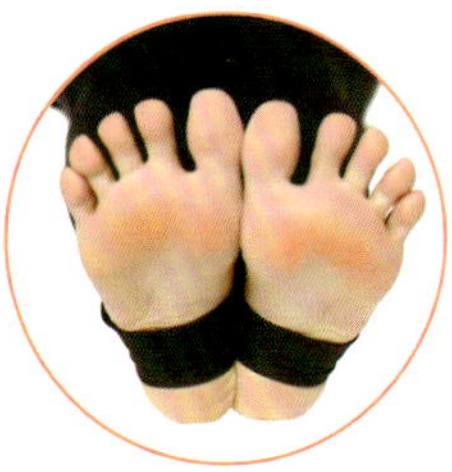

超适合懒人的碰碰功，让你轻松养生。

手少阴式，养阴安神

① 先把双手在胸前合十，然后把两个手掌向外侧翻过来让手心向外，手背贴在一起。

② 把两个小指头相互勾住，让小指带着手指向下、向外翻，同时吸气把手臂伸直向前，再向上尽量向头顶的上方伸展。

③ 接下来呼气，让双手慢慢地按原路线收回来。刚才怎么上去的，现在就怎么下来。双手收回来再回到刚刚合十的状态。

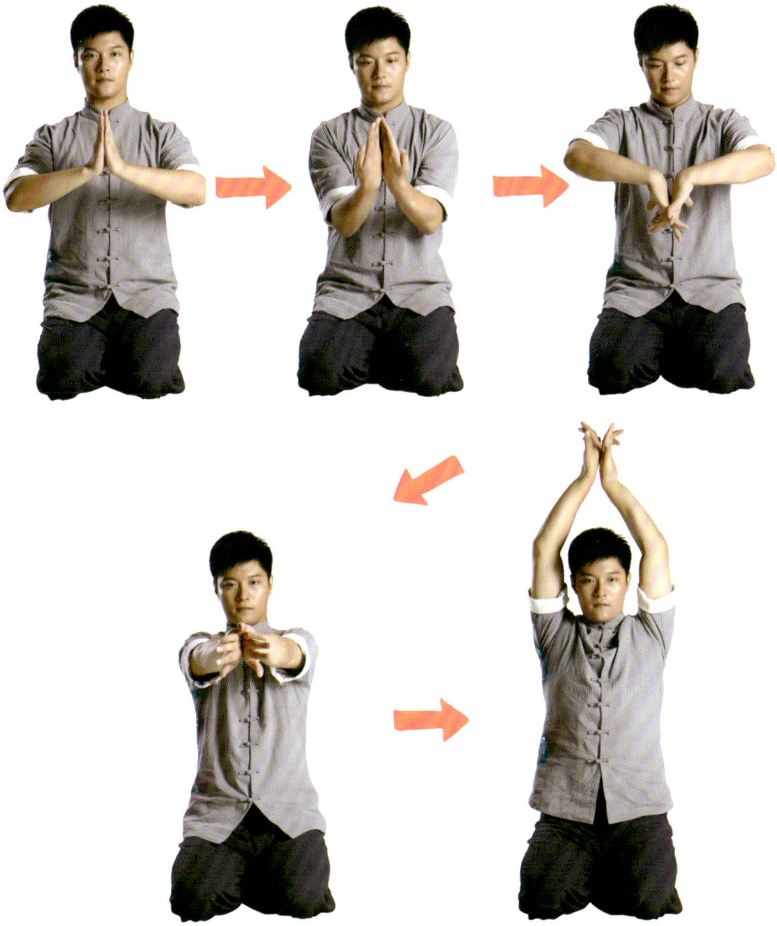

中午做5～6遍，心络通畅，吃饭更香。

记住了，每天中午是心经气血最旺的时候，午餐或者午休前伸展这么五六遍，您就能心经通畅，心火生胃土。吃饭更香，午休也更踏实。而且心主喜悦的情绪，心经通畅时，人的心情也会更开朗、更乐观。

有位朋友学会了这个小动作，坚持施行一段时间后，长期困扰她的烦躁失眠竟然好了，一觉舒舒服服睡到天亮，脾气也没有那么急躁了。我说这是通过打通心经，使心火下降得到肾水滋养，实现了心肾相交，所以睡眠安稳，精神平和。

心在上面，属火；肾在下面，属水。正常的状态，心火下降至肾，能温养肾阳，肾水上升至心，能滋养心阴。心火与肾水相互制约，彼此交通，身心就会安稳，这是中医里讲的心肾相交的状态。

但在芒种节气，天气炎热，气血旺于心经，正是心火旺盛的状态。若保养不当很容易使心火太过亢盛，失去心肾之间的平衡，从而出现心烦、失眠、心悸、多梦、遗精等问题，这便是心肾不交。所以这个节气要多去做手少阴式，打通心经，使心肾相交和，安安稳稳地度夏。

滋阴蜜膏

有一类人群在这大热天是最不好过的，那就是阴虚体质的人，阴虚则热，具体表现为手脚心发热、身体燥热、内心烦热、口干咽燥。迷罗教您一个小秘方，那就是滋阴蜜膏。药房买来五味子100克，再有蜂蜜您就可以做了。

食材准备

五味子100克，蜂蜜500克，最好是槐花蜜，水3碗。

做法

1. 先把五味子用凉水洗净，再用1碗凉水浸泡半小时。
2. 将五味子与浸泡的水倒入砂锅中，再加两碗水，开火将水烧开。
3. 将火拧小，小火慢熬大概1小时左右，直至锅中还剩下小半碗的浓汁，停火。
4. 把药汁倒出来，把药渣去掉，等冷却了以后，加入蜂蜜搅匀，用玻璃瓶储存起来就好了。

每天两三勺冲水喝，酸甜滋补，阴虚的朋友快试试。

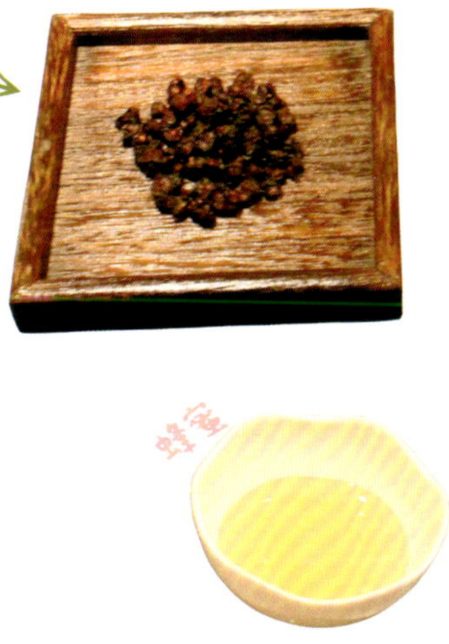

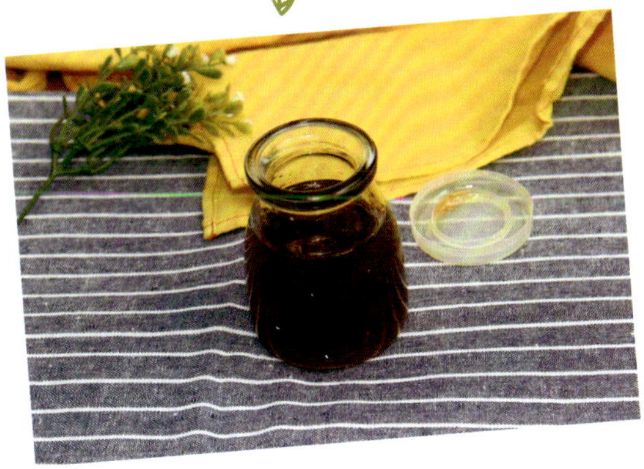

小暑·通络

Lesser Heat

小暑期间，估计是大街上风景最亮丽的时间段了，因为天气热啊，女生们有了充足的理由展示身材，穿着吊带、露脐装、短裙等等。

所以呀，这段时间有很多人就不可避免地出现了拉肚子的情况。天气闷热，又少不了吹空调、喝冷饮，内寒外热，极容易导致肠胃不适，所以这段时间是肠道疾患多发期。但凡懂得养生的美女们，可要抓住一根救命稻草——小肠经。

在这段时间调节小肠经有三大好处，一来可以调节肠胃，改善肠胃不适；二来小肠经善于调理肩膀附近的气血，小暑天气炎热，气血循环最快，所以长期伏案工作的美女们一定不要放过这个时机，这正是通过小肠经来改善颈肩问题的好时机；三来也能有效对抗夏天的疲乏和困顿。不错吧，抓紧去找到你的小肠经吧。

小暑美丽功课

详解十二经络之火

到了小暑，很多学员都反映自己“火势渐猛”，于是狂吃清热药。其实这就相当于你家着火了，打119但没有告诉对方你家的具体位置。药不可乱吃，为了对自己负责，我们要了解人体十二脏，它们均可能上火，上火后有哪些不同的警报信号，清楚这些才好对症下药。

警　　报：干咳、咽喉痒痛、皮肤干燥甚至出现起皮起屑。
着 火 点：肺经。肺经是十二正经第一条，肺主一身之气。《黄帝内经》形容肺为“相傅之官”，宰相家中着火，非同小可，要尽力扑救。
灭肺火要吃：百合、白菜、银耳、菊花、梨水、秋梨膏。

警　　报：便秘。
着 火 点：大肠经。大肠是“传导之官”，是一个运垃圾出城的官。虽然职位不大，但关系重大，他家一旦失火，没人运送垃圾，城里臭气熏天。
灭大肠火要吃：白萝卜、芹菜、蜂蜜。

警　　报：胃痛、烧心、口气重、易饿、食量增加。
着 火 点：胃经。胃为“仓廪之官”，粮仓要是着火了那还了得，民以食为天，中医有一个词叫“消谷善饥”，就是形容胃热，胃火烧灼，吃得很多却很容易饿，因为都被胃火给消耗掉了。
灭胃火要吃：白萝卜、白菜、绿茶、薄荷。

警　　报：腹胀、口腔溃疡、口唇干裂起皮。
着 火 点：脾经。脾为“谏议之官”，脾是一个忠臣义士，能发现并指正各脏腑的问题，但是赶上家中失火也顾不上谏议了，所以不可轻视。
灭脾火要吃：蜂蜜、绿豆汤、小米粥、橙子。

警　　报：心烦、心悸、心痛、心闷、失眠烦躁、口舌生疮。
着 火 点：心经。这个是最大的官，《黄帝内经》形容为“君主之官”，皇宫里着火岂不天下大乱。
灭心火要吃：苦瓜、莲子心、苦菊、苋菜、苦丁茶。

警　　　报：眼白黄、脸颊及喉咙肿痛、上臂至肘部呈现麻痹以及压迫疼痛的症状，还会出现头重、头痛的感觉。

着　火　点：小肠经。此经被称为“受盛之官”，就像是税务局，如果失火，国家岂不断了财路？

灭小肠火要吃：红豆汤、绿茶、酸梅汤。

警　　　报：尿少、尿赤黄，甚至涩痛。

着　火　点：膀胱经。膀胱主储尿、排尿，《黄帝内经》形容其为“州都之官”，是一个水利部门的重要官员。

灭膀胱火要吃：鱼腥草、黑豆汤。

警　　　报：咽喉痛、潮热盗汗。

着　火　点：肾经。肾主水，肾经可是水利部门的最高长官，能克火的只有水，所以肾经的家中是不易失火的，但百密总有一疏。

灭肾火要吃：枸杞菊花茶、银耳、黑木耳。

警　　　报：失眠多梦、难入睡、睡着易醒。

着　火　点：心包经。心包经是心脏外面的一层膜，相当于皇上身边的护卫，担负护卫皇上的重任。一般心脏的前期问题都属于心包经。

灭心包火要吃：桂花绿茶、红豆汤、苦丁茶、苦瓜。

警　　　报：身体有疲劳感与透支感。

着　火　点：三焦经。三焦是联系五脏六腑的筋膜系统，分上中下三焦，它像一堵城墙包围联系着所有脏腑。现代医学认为，它是人体的内分泌系统，《黄帝内经》讲三焦为“决渎之官”，是疏通水道的官员。

灭三焦火要吃：菊花5朵、黄花1片、枸杞10粒泡水喝。

警　　　报：口苦。

着　火　点：胆经。胆为“中正之官”，是法制官员，并且能交通阴阳，其职位不可忽视。

灭胆火要吃：绿豆汤、菊花绿茶。

警　　　报：烦躁、易怒、目赤肿痛。

着　火　点：肝经。肝为“将军之官”，谋虑出焉。但如果动不动就发怒烦躁，势必会影响到其正确的决断。

灭肝火要吃：菊花、决明子、芹菜、茼蒿。

久坐不伤颈肩的小窍门

像老师、司机、文秘等工作姿势总是以“坐”为主的职业，其从事人员的颈肩特别容易出问题，我给大家介绍一个久坐不伤身的“秘密武器”。有个穴位叫后溪穴，在小指根的侧下方，就是手掌上感情线的开头处。后溪穴是小肠经的俞穴，五行属木，可以理气治筋。当您颈椎疲劳、肩膀酸疼或者落枕时，都可以用这个穴位调节。

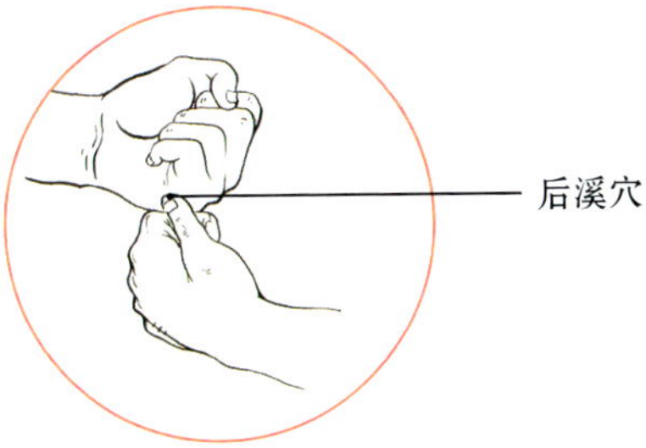

久坐不伤身的小秘诀。

那么怎么按摩它效果最好呢？迷罗教给您两招小秘诀。

第一步：双手举起于胸前，肘关节弯曲，两手心向着面部的方向，让手掌侧面的小鱼际靠住相互摩擦一分钟。

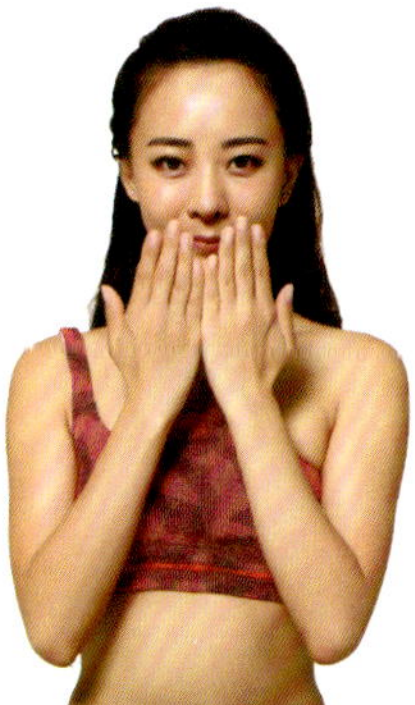

秘诀一：手掌小鱼际靠住相互摩擦。

第二步：双手举起于胸前，肘关节弯曲，两手心向着面部的方向，让手掌侧面的小鱼际互砍两百遍。

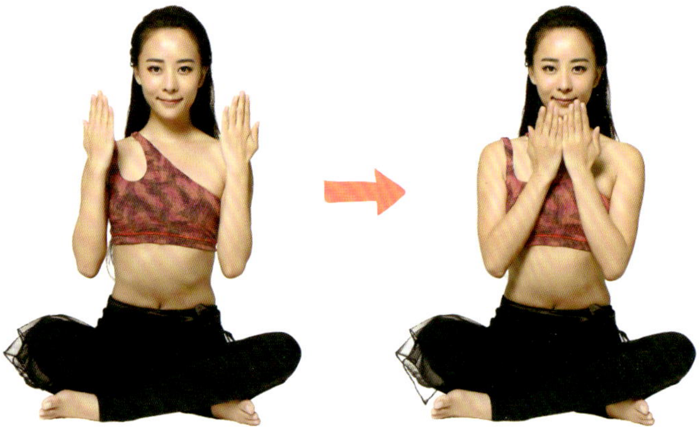

秘诀二：手掌小鱼际互砍。

卧开肩式，打通小肠经保养肩颈

现在都市的人们，常有肩颈问题。

自我感觉一下，您有以下情况吗？肩膀不太灵活；肩部沉重；颈部僵硬；手臂上抬时肩膀会发紧或牵痛；受凉时，肩膀会酸痛；去做按摩时，每当按到肩膀就特别痛，或者总感觉肩颈部有筋疙瘩。以上每一项都预示着您肩膀存在问题。

到底有没有问题呢？一看便知。

在食指根部的手掌侧面，如果有出现一根清晰的青色血管，就反映了您的肩膀气血不通，颜色越深，问题越重。

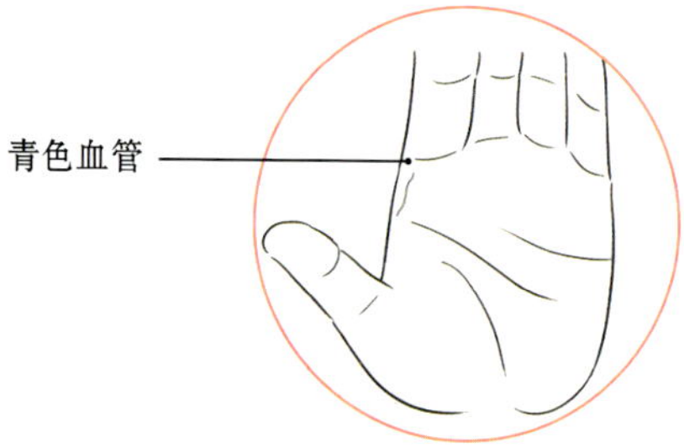

出现青色血管表示您的肩膀气血不通，颜色越深，问题越重。

迷罗教您一招瑜伽动作，早晚常练练，可以很好地打开肩膀、疏通肩背部经络气血、松解黏连、缓解疼痛，并且能消减手臂赘肉哦。

1 趴卧于床面上，身体放松，顺畅呼吸。

2 右手扶地，把左手臂平伸向右侧，将大臂压在上胸部下面。

3 接着，将左手臂弯曲，小臂竖起，扶在右肩上。

4 然后，把右臂从下向上弯曲，右手抓向左手。如果抓握不到一起的话，可以用一条毛巾来辅助。

保持这个姿势3分钟左右，然后换另一只手做同样的练习，注意拉伸一定要适度。

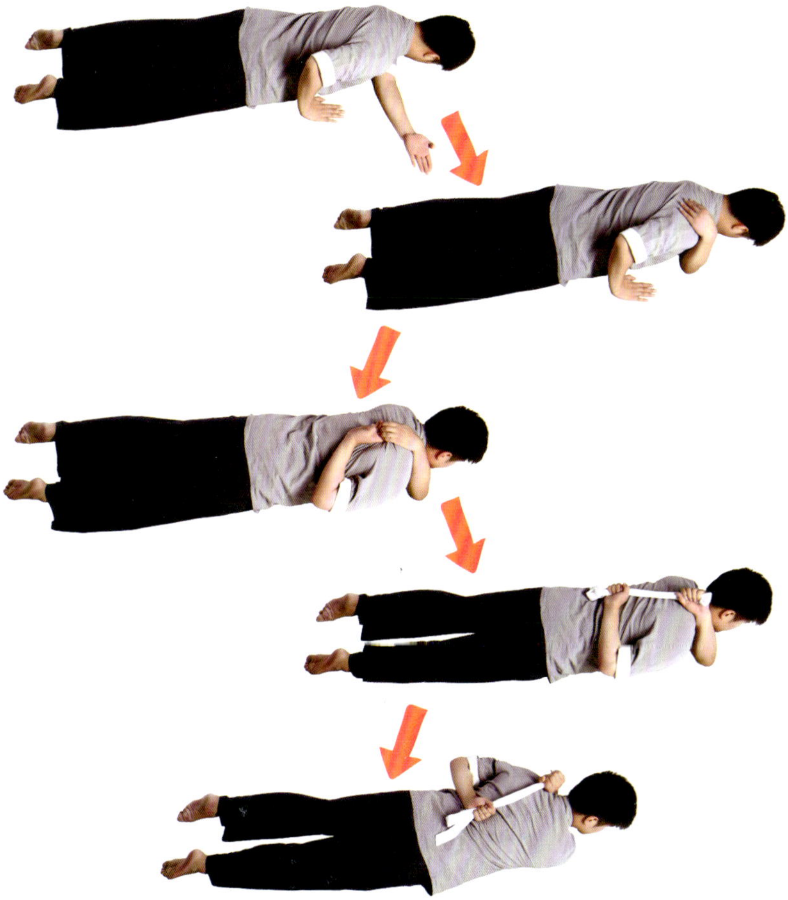

这个动作不仅能舒缓肩背部疼痛，还能瘦手臂哦。

西青三翠解暑茶

小暑时节真难熬呀，实在是热，因为这是一年中伏天的开始，闷闷的、热热的，好多女生因此体内一派火热朝天，该怎么办呢？别急，找一种水果来救急，那就是在夏天我们最常吃到的西瓜。吃西瓜不是什么新鲜事，然而这个秘方新鲜之处在于我们不吃瓤，只吃皮。“吃葡萄不吐葡萄皮”，吃西瓜也千万别浪费西瓜皮，因为西瓜皮本身就是一味解暑良药啊。

食材准备

西瓜皮1块，莲子心7～8根，薄荷叶5～6片。

做法

1. 把西瓜外皮洗净。
2. 用水果刀将瓜皮最外层的翠绿外皮薄薄地刮下一层。
3. 取1小勺刮下的西瓜皮，与莲子心和薄荷叶一同倒入杯中，用开水闷泡。待水温后当茶饮。

这个茶够清爽，很清热。大热天来上1杯，能解暑，还对缓解内热导致的口气非常有效，是夏天一款非常不错的清热凉茶。

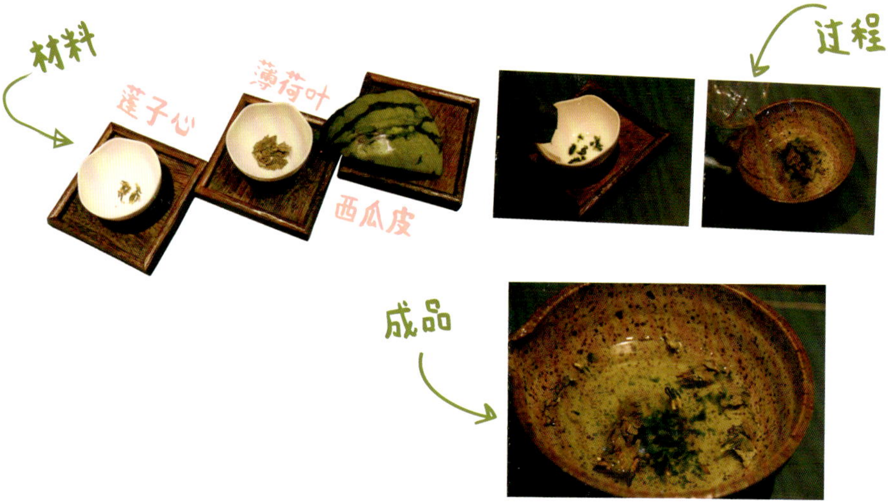

大暑·养津

Great Heat

古书云："大暑至，万物荣华。"那该是怎样一个繁荣的节气啊！结果真的到了这个节气上才发现，真不该盼着大暑的到来……原来，最热的三伏正在这段时间，这闷热的天气，你该怎么办呢？

瑜伽班中一个漂亮的女生说："这讨厌的大暑，姐妹们可千万别化妆啊，汗水直流，出门就变成花脸。"有学员形容得更有意思，管大暑的汗叫"瀑布汗"。这止不住的"瀑布汗"啊，对于女生们来说，可真是个不小的折磨，该怎么应对呢？迷罗和您好好聊聊。

大暑美丽功课

香汗淋漓话养津

三伏天一出门，汗水的“龙头”就打开了。《黄帝内经》中讲到：“阳加于阴为汗。”这个阳就是指体内的阳气，也就是热量；阴指的是体内的津液水分。中医认为汗是体内的津液水分在阳气（也就是热量）的蒸腾作用下，从毛孔排出体外的液体。

出汗有什么作用

一能调节体温，一般气温超过30℃，人就开始冒汗了，通过汗液的挥发带走体表的热量，使体温保持恒定。

二能排毒护肤，排出的汗液与油脂会形成一层乳化膜，防止体表水分的丢失，从而使皮肤显得光滑润泽。总不出汗，一些毒素难以排出，便会导致皮肤干燥甚至诱发皮肤病。汗液是最天然的美容护肤水。

三能促进睡眠，不出汗代表运动强度的缺少，运动少，气血运行就会下降，从而导致睡眠质量的降低。

出汗太多好不好

人体内的血是由津液生化而成，而汗也是体内的津液，所以中医讲：“津血同源。”如果您出汗过多的话，会导致体内津液不足，不能生化血液。《黄帝内经》讲：“夺血者无汗，夺汗者无血。”

所以大失血的病人，津亏血少，就不适宜再用发汗的药物。而汗出太多的病人，津液亏少，血液生化不足，也不适宜用温燥耗血的药物。

我们前面讲了汗血同源。《医宗金鉴》中说：“心之所藏，在内者为血，发于外者为汗，汗者心之液也。”所以如果您汗出太多的话，还会导致心气亏虚，从而出现心悸、气短、神疲、乏力等等症状。

大量的汗液会带走人体内钾离子、钠离子、盐分等物质，对于体质不好的人来说，出汗过多就可能导致人体脱水，从而引发头晕眼花、腹痛等症状。

出汗过多还会损失大量的钙质，当钙质流失超出总钙量的30%时，便很容易导致低钙血症，出现手足抽筋、肌肉抽搐等症状，长期缺钙则会导致成人软骨症，易骨折。

所以我们要把控好尺度，适量出汗才是健康度过三伏的秘诀。

哪种出汗最健康

我们能想到的出汗环境和方法有很多种，例如蒸桑拿、高温天、做运动，哪个对我们的健康更好呢？

我认为任何一种方式都代替不了运动出汗，高温与蒸桑拿一类只是蒸发浅表的水分而已，唯有运动出汗能代谢出体内深层的毒素，起到最好的排毒效果。所以大家常讲的多出汗来减肥排毒是不靠谱的，多在运动中出汗减肥排毒才对。

有几种出汗是不正常的，我们来认识一下，看您有没有。

自汗：咱们都说运动会出汗，可有一类人不动也出汗，一动就出得更多。同样的气温，大家待在一起，您没事儿，他却挥汗如雨。这就是自汗，属于虚汗的一种，多是因气虚或者阳虚。

盗汗：白天清醒的时候没什么事儿，非等睡着了出汗，醒过来被子都是湿的，好像有人趁您睡着了把汗盗出来一样，这也是虚汗的一种，属于阴虚。

治自汗的方法

① 补气止汗茶。太子参8克，红枣6枚，加水1大碗，水开以后再煮10分钟。

② 黄芪、浮小麦各15克，大枣5枚，用水煎服。

治盗汗的方法

用五倍子捣成细粉，用醋调和，敷在肚脐上，胶布固定，晚上贴，早晨去掉，效果很好。

经络铁砂掌升级版

小区卖煎饼的胖阿姨好久没出现了，后来在路上碰到一问才知道她患了肩周炎。于是我教给她一招“经络铁砂掌”，她练了后果然疼痛减轻了不少，我们又能吃上她用心摊的美味煎饼了。

阿姨这天又来求教“铁砂掌”的第二步练法。从前我们练真正的掌功时，有三路掌法。

第一路砍法，因为手掌侧走的是小肠经，又称为肩脉，所以用掌侧做砍的动作可以很好地打通小肠经，疏活颈肩气血，改善肩周炎、颈椎病。

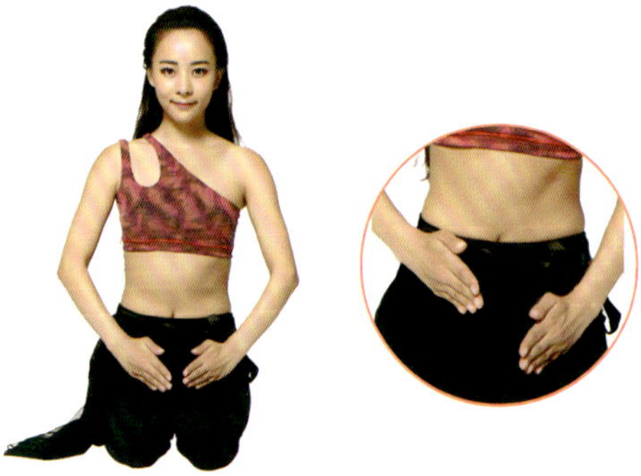

用掌侧砍大腿正前侧肌肉。

第二路掌法是拍法，用手掌去拍，手掌走的是心包经、心经和肺经。所以经常练习拍法，可以帮助我们打通心肺经、增强心肺功能。心主血，肺主气，所以当您把手掌拍到发红发热时，全身的气血都会通畅。

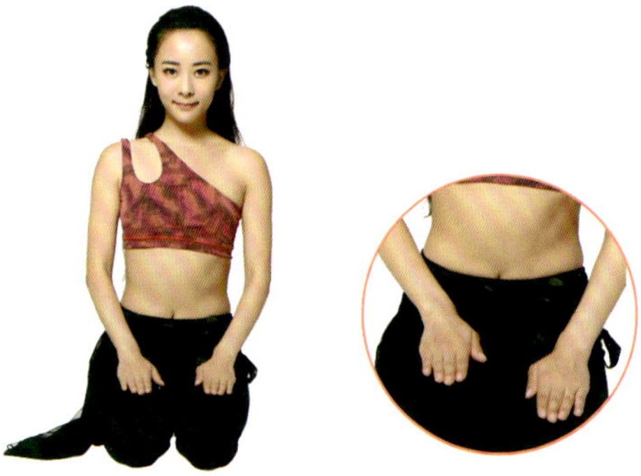

用手掌拍大腿正前侧肌肉。

第三路是甩法，在用掌背甩打的过程中就激发到了掌背上的三焦经。三焦是一个全面的系统，它包括上焦心肺、中焦脾胃、下焦肝肾，是五脏六腑的协调机关，它联系着人体的内分泌系统。所以经常甩打手背，我们就可以打通三焦经，调节内分泌，增强五脏六腑的功能。

练时不需要缝沙袋，只需拍打大腿正前侧肉，稍用力即可。而且大腿正前侧是胃经所在地，胃经多气多血、肌肉厚，是长寿经，所以这条经最适合做沙袋，因为它最“欠打”，越打人越健康，而且不受时间限制，是最好的“沙袋”。

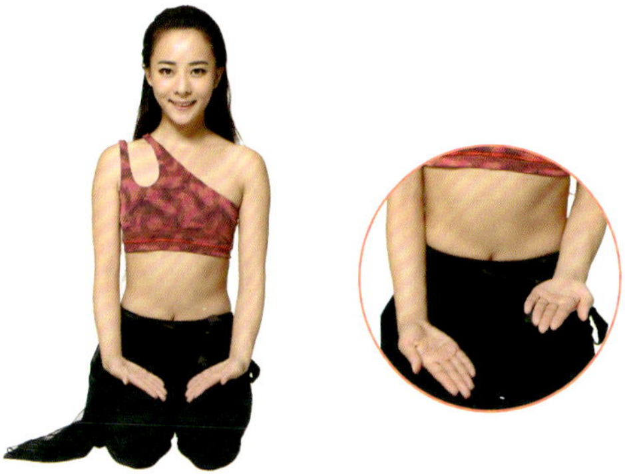

用掌背甩打大腿正前方肌肉。

瑜伽鱼式，躺着也能治好颈椎病

上班族中十个颈椎九个病，还有一个在形成。您的颈椎还好吗？如前所述，颈椎与小肠经是否畅通息息相关，我们要高度重视颈椎问题。

预防颈椎病，首先要注意我们的工作习惯。首先，电脑屏幕高低要适中，尽量和视线齐平，这样我们就不会太过低头或仰头，以免不适当的颈椎角度造成疲劳。其次，坐姿要正，不少“坐”班族坐姿不正，怎么舒服怎么来，有的干脆趴在桌子上，长此以往易造成颈椎变形。再次，避免长时间保持一个姿势，您只要每工作一小时记得停下来稍微活动两三分钟，就对颈椎大有裨益。最后，要避免空调直吹，大热天，吹吹空调是凉快，可切记不要一整天待在空调屋中，尤其是空调不要对着我们的肩背直吹，这是阳气至高点，最怕阴寒之气的损伤，否则就会寒则淤，淤则痛，痛则不通了。

迷罗教给您一个瑜伽小动作——瑜伽鱼式，这个动作可以很好地伸展颈肩肌群，促进局部的血液循环，改善颈肩的不适。最好的是它还很舒服，您只要每天美美地躺上一会儿，慢慢地，颈椎问题就搞定了。

1 首先我们可以坐在床上，但是注意床面不要太软，用一条毯子卷成大约15～20厘米高的圆卷，放在身后。

2 我们向后躺下，把毯子垫在肩胛骨的下面，不要超过大椎骨。

3 躺好后我们的头部自然后仰，用正头顶的百会穴去找床面，可以稍微调整一下位置，找到一个颈肩都最舒服的角度。

4 双手合十，向头部前侧伸展出去，指尖触床，自然顺畅地呼吸，保持大概5分钟左右。

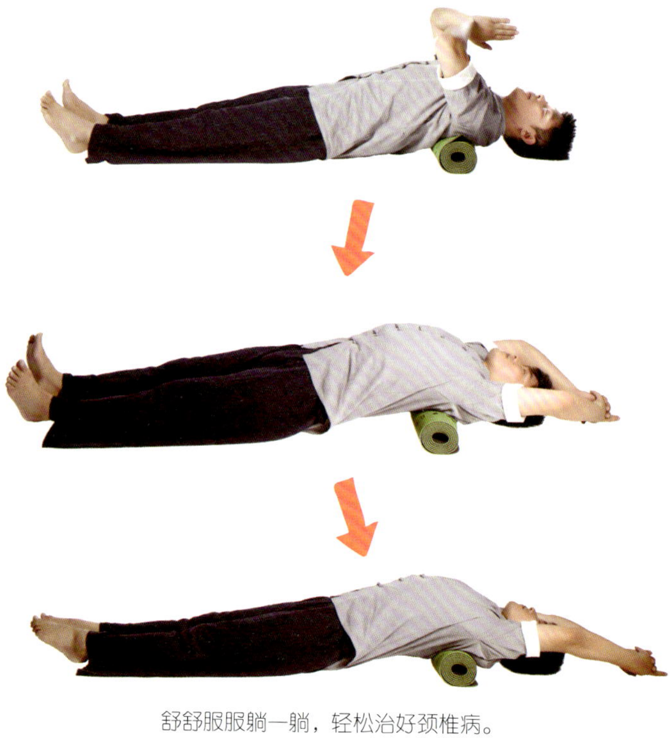

舒舒服服躺一躺，轻松治好颈椎病。

冬病夏治荷包蛋汤

老话讲冬病夏治，借助夏天炎热之气来驱寒是借力打力的养生方法，在祛寒上可以起到四两拨千斤的出奇效果，所以想做智慧型健康女生，就抓紧在这段时间来实践这个小秘方吧。

俗话说：“冬吃萝卜夏吃姜。”迷罗再给您加两句：“冬病夏治有秘方，老姜红糖荷蛋汤。”

食材准备

老姜1块（老姜即立秋后收获的姜），红糖两大勺，鸡蛋1枚，两碗水。

做法

1. 切老姜3片，加水两碗煮开，小火煮15分钟。
2. 轻轻打入鸡蛋，待荷包蛋熟后，加入红糖，喝汤吃蛋。

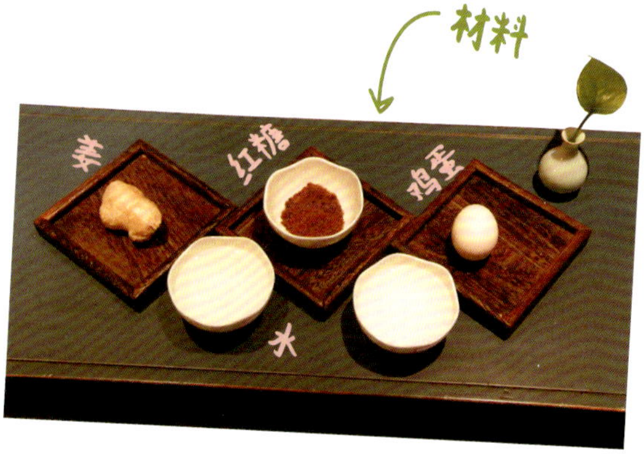

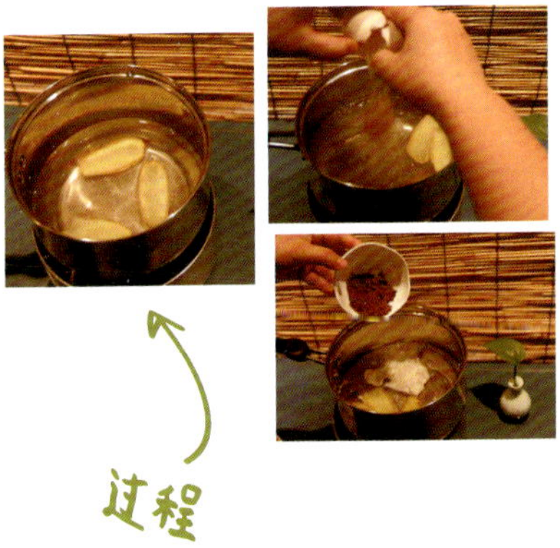

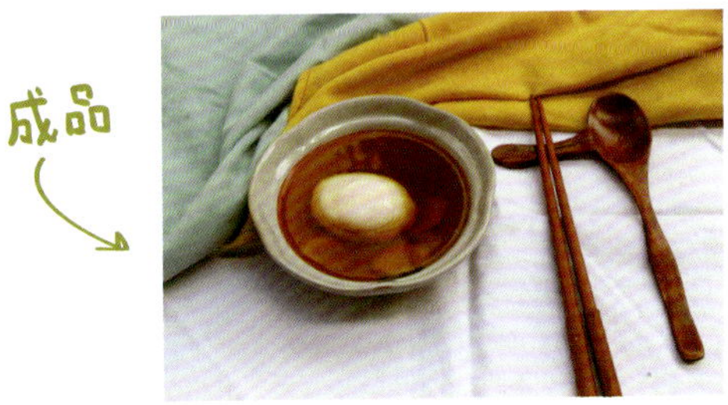

秋
Autumn

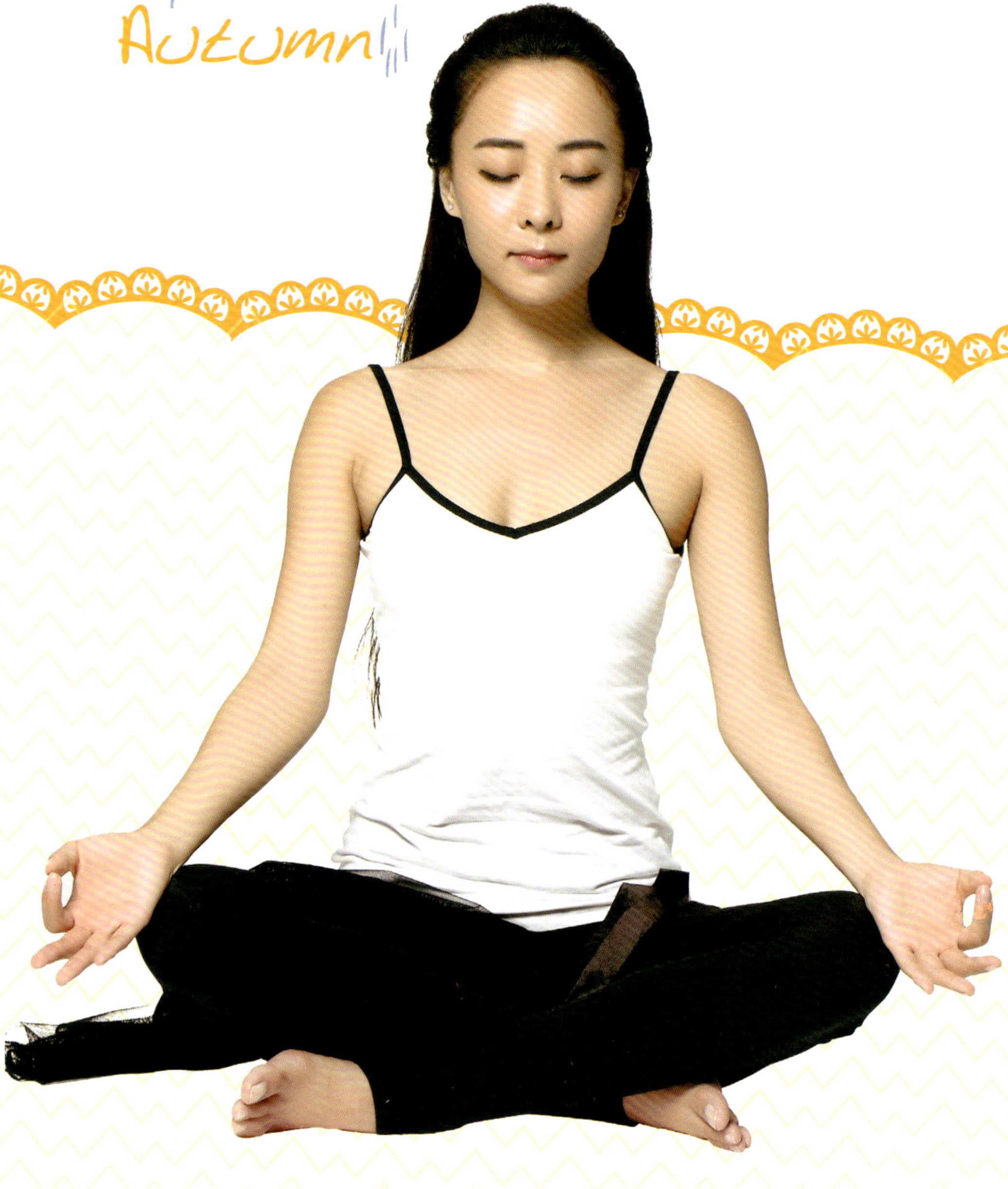

呼吸是生命之本，肺是呼吸之本

天高气爽，风干物燥，天气转凉，最是养肺进行时。《黄帝内经》里封肺为“相傅之官”，一人之下，万人之上。这么重要的岗位当然担当着重要的职责，肺的主要工作表现在主气司呼吸上。我们的身体在代谢的过程中，需要不断从外界吸取清气氧气，同时排出体内的浊气废气，这主要通过呼吸来完成。

在这点上，肺可以被称为身体的命脉，通过肺的呼吸作用，我们能做到吐故纳新，使身体与自然环境进行气体的交换。我们可以几天不睡觉，可以几天不吃饭，但不能几分钟停止呼吸，否则就可能黄泉见了。所以呼吸是生命之本，而肺是呼吸之本。

呼吸是最便宜的补药

有的朋友对我们的这项基本功能很不屑：“呼吸嘛，人人都会，我每时每刻都在呼吸，没什么特别的。”但在养生中，我们把呼吸当作补气培元的上乘大法，无论是在瑜伽还是中医养生中都很重视呼吸，在瑜伽中甚至有这样一个说法：人一生的呼吸是有一定数量的，您呼吸得快，消耗就快，生命完结也快，所以我们应当学会放慢呼吸。

古人发现龟、象等动物寿命大大超出人类，其中主要一点原因就是它们的呼吸很慢，于是我们通过反复观察，总结形成了一套特有的呼吸方法。

什么样的呼吸能补元延寿

两个秘诀。一是要慢，普通人的呼吸次数在每分钟12～18次，而长期养生调养的人呼吸次数会下降到每分钟4～8次，这样人体的代谢消耗会降到最低。

二是要深，现代医学发现人的呼吸普遍很浅，常人的呼吸模式是胸式呼吸。结果肺底的部分是用不到的，这就导致了至少有三分之一的肺脏沉积了很多的杂质，因此我们现在要转换一下呼吸模式，从胸式呼吸转到腹式呼吸。当吸气时小腹轻微扩展，呼气时腹部轻微内收，这个过程中，肺泡得到更充分的收缩与扩张，而随着横膈膜的升降，胸腹腔的内脏也得到很充分的按摩。所以每天进行50次腹式呼吸，我们就可以补气养元，这是最便宜的补药，同时也为长寿打下了根基。

调养肺经正当时

中医认为随着暑气的退却，燥气的来临，秋天要重点养肺。肺为娇脏，最怕燥气，一年中秋分、寒露、霜降、立冬这四个节气是最为干燥的时候，要特别注意养肺润燥，调补肺经。

在肃杀之气中补水滋阴

在北京待久了，我最盼望的季节就是秋天了，因为北京的春天太短，夏天太热，冬天又太冷。秋天不冷不热，秋高气爽，又有满山的红叶可赏，是最怡人舒服的季节了，并赶上“十一”长假，最适合出游。但是好像唯独何爽不喜欢秋天的到来，因为凭她往年的经验，每当入秋，她的皮肤就无可救药了——干干的，起皮起屑，毛孔显得特别粗大，喝再多水，抹再多保湿霜也无济于事。

我说：“春夏养阳，秋冬养阴。入秋以后，天气干燥，这个干燥最消耗人体的水分，而且刚刚经历了夏天的炎热气候，通过出汗已经消耗了一部分水分。如果你不做好补水滋阴的功课，皮肤自然会干了。”

秋天的燥气可是女士美容的大敌。肺主皮毛，皮肤毛孔归肺来主管，肺阴充足，人的皮肤就紧致细密，水嫩有弹性。但肺最怕燥，燥气一重，会耗伤肺阴，导致肺热。肺阴不足，皮肤失去滋养，就像干涸的大地，干裂起皮，没了生机和光泽。

秋天在五行属金，对应肺，肺气最足，因此也是养肺的关键时期，如果您懂得保养的话，皮肤不但不会像常人般干燥，没准会更加水嫩哦，这需要我们做以下几点功课。

早睡早起

前面的春夏两个季节，我们都讲到要夜卧早起，是因为春夏的能量是升发的、发散的，人要符合自然规律，可以晚睡一会儿。但到了秋天，天地之间的能量开始收敛了，你看街道上的树木都变得枯黄了。我们也要顺应大自然的规律，晚上要早点睡，夜晚属阴，睡觉就是一个收敛的过程，因此入秋以后要比夏天早睡，跟上气候规律，来实现人体之收。

心气安宁，无外其志

入秋以后天气凉爽了，我们就该收点心思回来了，像去KTV唱歌、蹦迪、听摇滚这一类发散的行为要减少。因为秋是收敛的季节，我们的精神意志也要适当内敛，减少嘈杂的生活、减少消耗、减少熬夜、减少性生活等这些消耗的行为，这样就是顺应天意，也就是秋天的养生法。否则就易犯秋刑。秋刑是秋天的肃杀之气，秋天是有杀气的，杀的是万物的生机。你看古代行刑就是秋后问斩，也是顺应这股肃杀之气。所以我们要精神安宁，收神敛气，无外其志，才可免于这股肃杀之气的伤害。

少看点悲剧，别给肺添乱

我们前面讲过了，秋天的燥气伤肺，《黄帝内经》里面给肺封了一个官位叫“相傅之官”，它朝百脉，主一身之气，通调水道，那是相当的忙碌。偏偏赶上这秋天燥气猖狂，就加重了肺的工作负担。在这个节骨眼上，爱看韩剧的女士们就要收敛一下了，大半夜对着电视抹眼泪，是肺最不能承受的。忧伤肺，在秋天应使心智安宁，少看些让人忧伤、悲哀的片子，否则纯属给已经劳累过度的肺添乱。

秋季吃对，美丽一生

滋阴润燥的“美肤玉颜汤”，胜过名牌化妆品

首先，肺主皮毛，这点女士们一定要注意，这可是美容的秘诀。

我有一个女同事皮肤不好。按理说女生的皮肤应该是水水嫩嫩、红红润润的，可她不是，皮肤很粗糙，毛孔粗大。一入秋天，我跟她说：“你得抓紧调，否则天气一燥，你的皮肤会比现在还要差。”我给她开了个“美肤玉颜汤”，从立秋一直喝到现在，能见到很明显的效果了，现在她皮肤嫩得能掐出水来。

什么秘方这么神奇呢？其实就是以滋阴润肺为主的一些食物：百合、银耳、莲子、枸杞、糯米，再放几枚大枣。几味最普通的食材做成的美肤玉颜汤就能起到很好的调养效果。你看，肺好了，皮肤就能润泽，而且是由内而外透出来的，比什么名牌化妆品都要好。

立秋·祛湿

Beginning of Autumn

立秋到了，可是别高兴太早啊，与我们想象中的秋高气爽还相差甚远呢。这会儿正是秋老虎发威的时候，很多女生脸上的痘痘此时也是有增无减呀。所以，我们在立秋时千万不可掉以轻心，一定要抓紧做好功课，在继续清热的基础上强化祛湿。

说起来有一种小野菜还真是清热祛湿的行家，那就是鱼腥草，您吃过吗？迷罗教您一个小秘方，效果好，还不难喝。一般超市和菜市场都能买到新鲜的鱼腥草，用100克鱼腥草和1个梨煮水，加点冰糖，基本上就没有腥味了，味道不错。这个节气上，每天喝上一两杯，能强力清除掉体内郁积的湿毒哦。

配合鱼腥草汤再结合一条经络，祛湿功课就完备了。那就是人体排毒第一经——膀胱经，您想无毒一身轻吗？您想皮肤干净透亮吗？快行动起来。

立秋美丽功课

详解祛湿排毒的膀胱经

我们今天讲到膀胱经，这条经太重要、太实用了。中医的各种疗法：针灸、刮痧、拔罐、艾灸、按摩、点穴、熏蒸等等，都可以在这条经上操作，可以说是养生保健全能大师。来，让迷罗给您详细讲讲这条经络。

首先这条经络它从我们内眼角睛明穴起，经头部向后走背部脊椎两侧，到腿上沿两腿后侧正中一直到脚，可以说从头到脚把人围了个严严实实的，守卫着我们的身体，防止外邪病气的侵犯。

打通这条“守卫经”有很多方法，其中刮痧是首选。

在所有的中医疗法中，无不重视一个“通”字，经络通，则百病不生。五脏六腑在膀胱经上都设有“办事处”，膀胱经在背上这一段联系着各个内脏，像肺俞在第三胸椎旁，心俞在第五胸椎旁，上背部基本上是上焦心肺的办事处，刮拭这里可以增强心肺功能，排除心肺瘀毒，降心肺的火。第九胸椎旁是肝俞，第十胸椎旁是胆俞，反映肝胆问题。第十一胸椎旁是脾俞，第十二胸椎旁是胃俞，所以下背部反映脾胃消化系统的问题。腰椎第二节两侧是肾俞，反映肾与泌尿生殖系统的问题。

当我们在背上刮痧时，哪一段的痧点颜色特别深，就反映出这块区域相应内脏存在问题。刮完一通，看痧的情况就能大概说出您的内脏健康状况。知道哪里有问题，再对这段相应位置进行针对性的刮拭就可以起到治疗调节的效果。

三点贯通膀胱经

经络要常通，尤其是膀胱经。一年中的立春、惊蛰、谷雨、夏至、小暑、大暑、立秋、秋分、立冬、小雪这几个节气，是比较适合的刮痧排毒时间。而一天之中的申时，也就是下午三四点钟，正是膀胱经“值班”的时间，也是一天之中刮痧排毒的最佳时机。体虚的人可以用轻刮不出痧的方法去补经络气血，火气、毒素比较重的就可以采用重刮出痧的方法来去火清热排毒。

学会了刮痧这一招，日常的各种亚健康问题我们就有了应对之策。上火了、便秘了、烦躁了、中暑了、肌肉劳损了都可以刮一刮……但是有的朋友反映自己给自己刮不了，只能请别人帮忙，有什么办法自己也能通通这个膀胱经呢？不用担心，迷罗有好办法，如果自己操作的话，我教您打通太阳经三点的方法，相当于刮痧的效果。

第一点是颈部后面脊椎两旁的肌肉，这里有玉枕、天柱几个重要的穴位。用两手十指交叉在颈后，用掌根提捏后颈部肌肉，反复操作两三分钟。

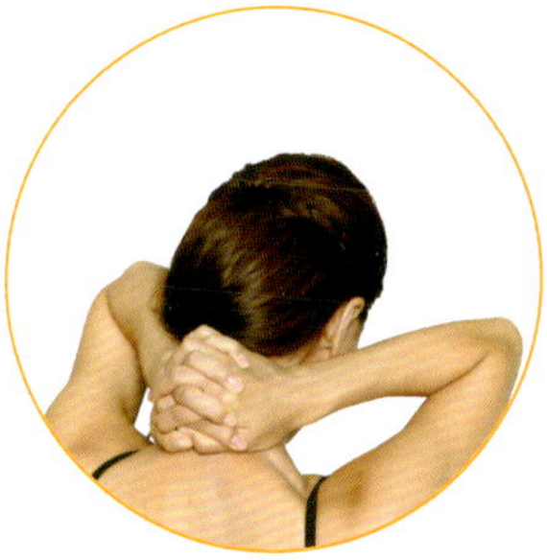
提捏颈后肌。

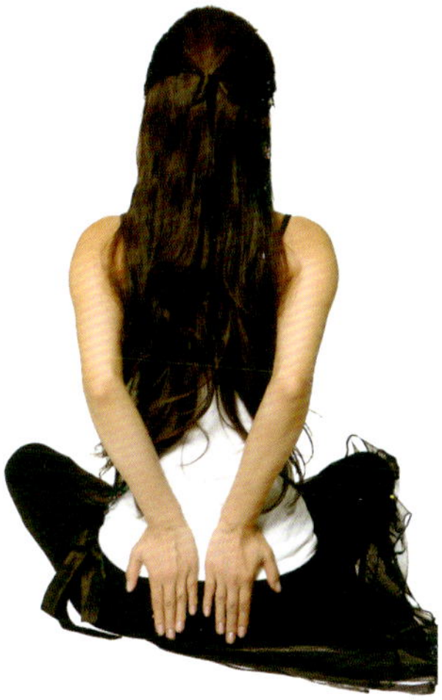
搓热八膠穴。

第二点在尾骨以上、腰椎往下的骶骨这一段上，这里有四对骶神经孔，叫作八髎穴，也属于膀胱经，是连通人体肾和泌尿系、生殖系的要穴。先用手掌把这个部位搓热，再拍5分钟至发热发红即可。这可以消除内在炎症，治疗盆腔炎、前列腺炎等，同时保养子宫，改善女士的月经不调、痛经等问题。

第三点在后膝窝，这是委中穴，是膀胱经上的重要枢纽。在委中穴用手掌反复拍打5～10分钟，可以通畅腰背部的血液循环，改善腰椎病、腰肌劳损等问题，同时清理体内的湿毒。

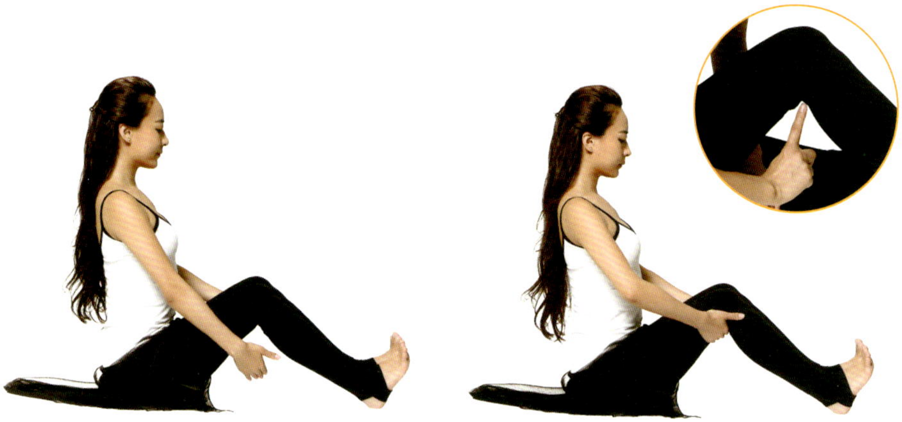

拍打后膝窝。

下犬式，一分钟激活膀胱经

瑜伽中有一个能快速打通膀胱经、提升活力的动作，叫下犬式。

这一招模仿狗狗伸懒腰的动作，能够锻炼到脊椎，拉伸到膀胱经，提升全身的血液循环，改善大脑供氧。只需1分钟，便可消除疲劳。

1. 首先让我们先按前面的三点贯通法，来激活膀胱经。
2. 然后趴跪在地面上，两腿打开一肩宽，双手扶住地，五个手指张开撑住地面，双脚的脚尖竖起来撑住地面。当感觉到手与脚都支撑好后，慢慢地把膝盖抬起来，保持住，这就是下犬式了。

刚开始，脚可能会很紧张，伸不直也没有关系，保持让腿的后侧有点轻微的拉伸感就可以。

做这个动作，要把身体的三个部位收住。

一是收一点下颌，让眼睛去看膝盖，这样能伸展到上段的膀胱经。

二是让小肚子向里收，这很重要，能稳固身体、疏通中段的经络。

三是臀部内收，把会阴穴锁住，这样膀胱经的气血就能顺畅地向下行到腿脚上。

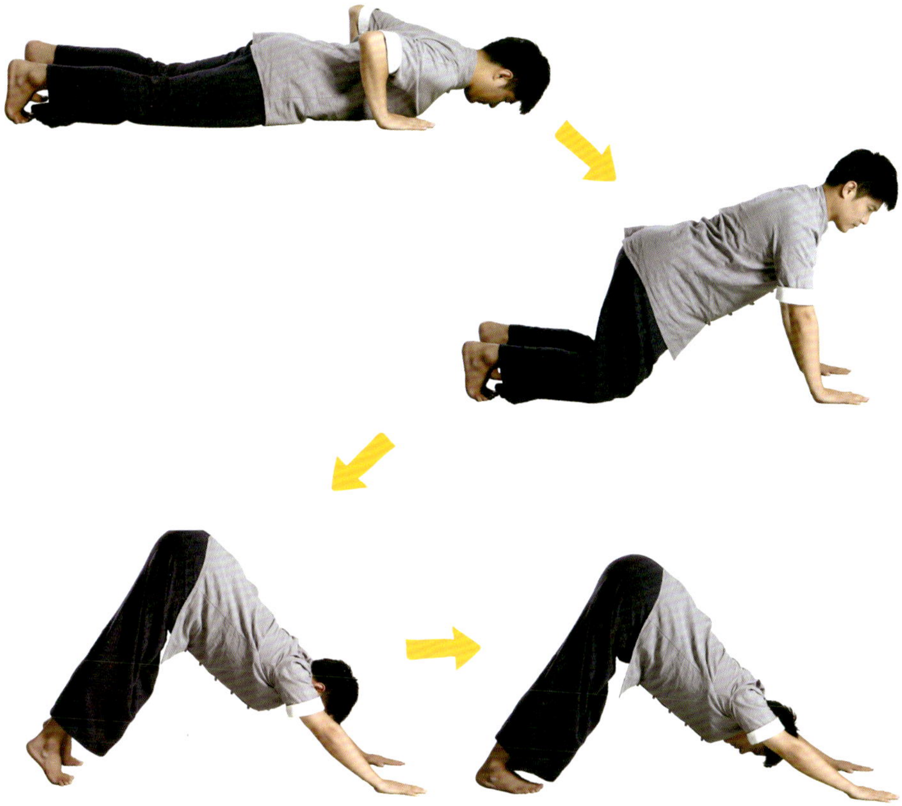

锻炼脊椎、改善大脑供氧的下犬式。

锁上这三把锁，膀胱经就贯通了，刚开始，能保持3～5个呼吸就可以，然后慢慢地把膝盖放下去，臀部向后坐在脚跟上，身体趴下去休息。一会儿再起来，您的身体立马就会充满了力量，会有气血在全身运行的感觉。

祛湿糙米茶

立秋是秋天第一个节气，同时也是一年中最湿的节气之一，雨水频繁，天气依然闷热潮湿。所以这个节气第一功课就是要健脾祛湿，薏米红豆汤、山药冬瓜汤要多喝，再教您一个小秘方，最适合诸位懒惰“大湿”们。

食材准备

糙米100克。

做法

1. 炒锅加热，倒入糙米用小火干炒，直到米粒焦黄、焦香后停火。
2. 将米粒放凉以后，装入玻璃罐子备用，每次取两三勺开水闷泡当茶喝。

这就是香喷喷的祛湿糙米茶了，每日喝上几杯，就能健脾祛湿气。

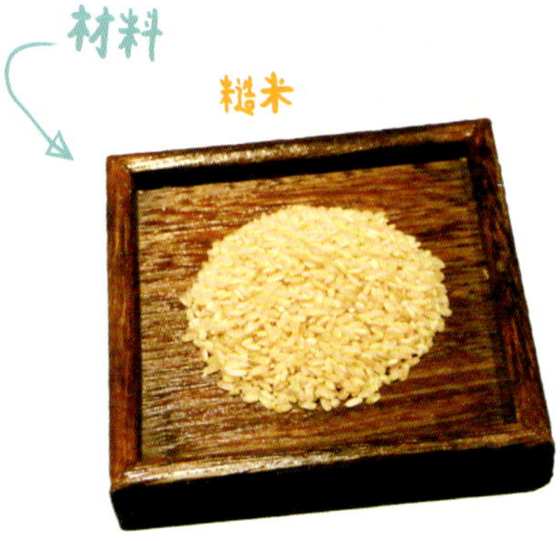

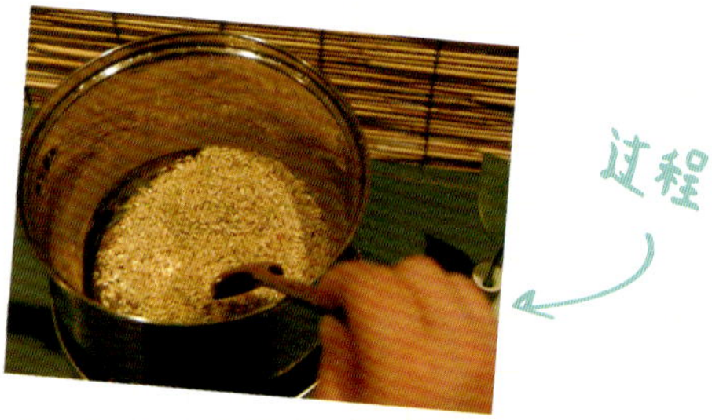

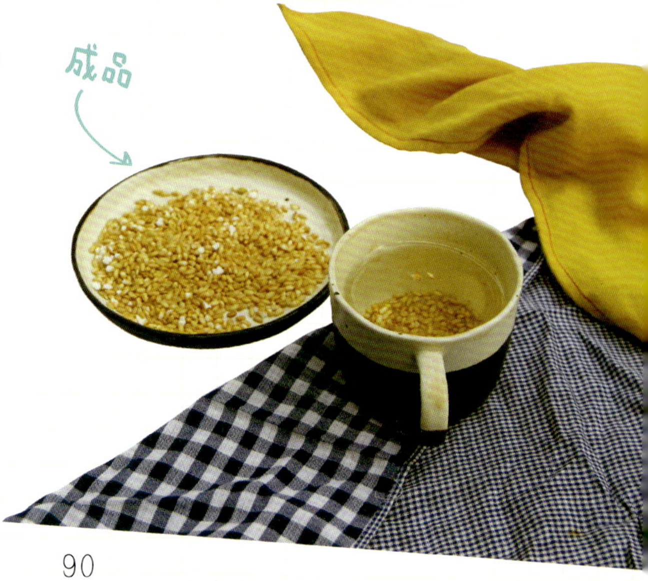

处暑·健脾

Stopping of Heat

“秋老虎啊真要命”，但是一到处暑，我们就有盼头了，处暑的处就是结束的意思，暑天从这个节气就开始收尾了。我们到了跟炎热的气候“秋后算账”的时候了，很多美女一算计，还真损失不少。暑天一过，人感觉乏了许多，心气也虚，脾胃气也弱，肾气也不足，肝血也亏……更要命的是，到头来一照镜子，发现脸上的光亮竟都弱了。

我常说，脸是“健康显示屏”，这内在亏虚了，表现在脸上能好吗？炎热的夏天消耗太多，给五脏能量都造成了亏损，该怎么办？迷罗教您这个节气的养生秘诀，做回气色明亮、光彩照人的美女。

处暑美丽功课

葵花宝典增“三光”

一向对自己容貌很自信的小娟，最近早晨起来都不敢照镜子，与人说话也总是不爱抬头。她的丈夫很是纳闷，一次聊起这事，我说：“这可怪你太不关心妻子了，你该好好观察一下。”他回家仔细一瞅，可不是吗，往常那个漂亮自信的老婆，现在变得头发枯燥分叉，气色暗淡没有了光彩，好像突然老了很多。他赶忙带妻子来找我，我说：“嫂夫人一定手脚发凉、睡眠不好、记忆力减退吧？”小娟问我怎么算得这么准，我说：“你脸上都写着啊。”

咱们中医讲望、闻、问、切，望是诊病第一法，不用碰你，一看你脸就知道你大概有什么问题。

什么是三光

首先我们讲一个健康的人应该三光充足。哪三光呢？分别是皮肤的光泽、头发的光泽、眼神的光泽。皮肤是肺管的，又是心的精华，皮肤的光泽表现出心肺的状态。而头发是肾的精华，所以肾元亏虚的人自然头发枯黄没有光泽、脱发，甚至白发。肝开窍于目，目得血能视，所以肝血足、肝气顺的人眼睛是炯炯有神的，当你发现自己这三方面光泽缺失就代表着你已经处于元气相对不足的状态了。

他们夫妻赶忙问我，这问题出在哪里。我说，三光缺乏代表元气不足，而五脏都有元气。是哪里的元气不足呢？我们来看五色，人有心肝脾肺肾五脏，五脏之气皆上注于面。每个内脏对应一种颜色，当你的某个内脏亏虚或出了问题，表现在脸上就是一种气色。

肝的颜色是青，心的颜色是红，脾的颜色是黄，肺的颜色是白，肾的颜色是黑。小娟的气色看起来是暗中带黄，这暗淡属于肾虚，而黄则反映脾虚，所以小娟属于脾胃不和、肾气亏虚。我给她推荐了一款健脾养肾粥。很快，小娟的脸上就恢复了以往的光彩。

健脾养肾粥，用山药、燕麦、枸杞、花生、核桃、黑芝麻适量，一起煮粥，可以健脾补肾。

学会中医，你会更加珍惜家中的“黄脸婆”

很多人一说起养生，就觉得太复杂，无从下手，其实很简单，养脾就是最好的抓手。中医讲，脾为后天之本，现代人普遍的亚健康问题，大部分来源于脾虚和肾虚。脾虚都有什么表现呢？

首先脾开窍于唇，所以脾虚的人的嘴唇颜色比较淡，甚至发黄，这代表脾胃弱了，气血生化不足；其次乏力、不爱动，因为脾主肌肉，脾虚的人肌肉无力，会出现心有余而力不足的情况，尤其是女人。有的老公一到家见妻子饭没做或衣服没洗，就斥责妻子。其实中医是很理解女性的，有的时候她不爱干活，并不一定是懒，很可能是脾虚了。

再有脾主黄色，所以人一旦脾虚久了，就表现在脸上，脸色会暗黄、土黄。女人一到中年很容易脾虚，往往就会得到一个称呼——“黄脸婆”。您的家中有“黄脸婆”吗？她一定是过度操劳、思虑，耗伤了脾胃的气血，该给她多一些关心了，那就给她好好地养养脾吧。像这些脾虚的情况可以用五神黄豆粥来调养，只要坚持两三个月，效果会很明显。五神黄豆粥由适量大米、小米、黄豆、红枣、桂圆肉与新鲜山药同煮而成。

另外，脾还容易出的问题就是脾湿。《黄帝内经》讲：“诸湿肿痛，皆属于脾。”这脾是主运湿的，但如果你不好好保养它，把它搞虚了，它可就会罢工，给你来个“水漫金山”。很多人早晨眼皮肿、腿脚肿或者体形臃肿肥胖，就是内湿在作祟，这样的话就可以用山药冬瓜汤、薏米红豆汤或者芍药薏米粥来调理。

	脾虚	脾湿
表现	① 唇色淡，甚至发黄。 ② 乏力，不爱动，肌肉无力。 ③ 脸色暗黄、土黄。	① 早晨眼皮肿。 ② 腿脚肿。 ③ 体形臃肿肥胖。
调理方法	五神黄豆粥。	山药冬瓜汤、薏米红豆汤、芍药薏米粥。

三阴交穴通脾经

我们都知道，女人与男人的生理结构不同，女人每个月的“那几天”是女人的特有专利，有的女人很享受“这几天”，而有的女人却很怕“这几天”，因为她疼、不好受。丽雅就是后者，每到来例假时，肚子疼得能在床上打滚。有什么法子能治治呢？

我教给她一个能调理经期又能止痛的穴位，就是大名鼎鼎的妇科保养第一穴——三阴交。这个穴位是肝、脾、肾三条阴经的交叉点，而女人的月经由这三大经络各司其职，所以这个穴位在女人的保养上具有举足轻重的作用。它在脚的内侧，内踝骨向上量四个横指的位置。找准了稍用力按一按，有的人没感觉，而有的人就痛得不行。痛反映内分泌或多或少有些问题。中医建议女士们穿袜子都要盖过这个穴位，甚至泡脚也要泡过这个穴位才好。

平时，女士们可以拿艾草条灸一灸。一般的问题，这个月灸完下个月就不会再疼了，很好使。不方便艾灸的话就按揉，每次5～10分钟。我有一个简单的方法，适合不方便做艾灸的女生，就是用毛巾在热水中浸透，然后拿出来拧干，团成团，用保鲜膜包好，去温灸三阴交，凉了再换，两边各灸10分钟，效果也很好。

一个月后，丽雅来向我道谢，说我的方法终于让她从每个月的那几天里解脱出来了，不但不疼，而且皮肤也比以前好多了，斑少了，脾气也好了。看来这个三阴交不光是个养内穴、止痛穴，更是不可多得的美容穴。

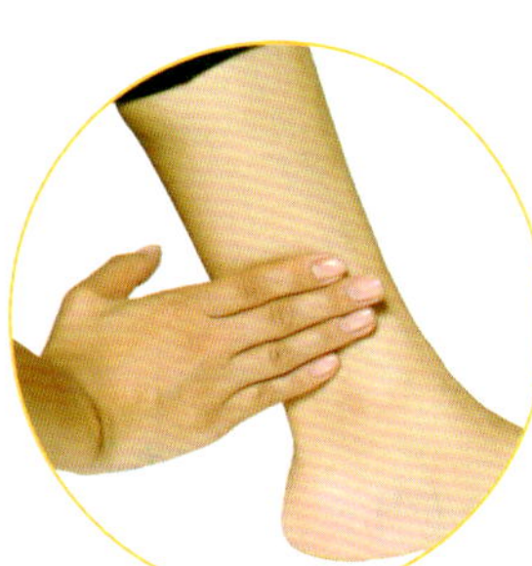

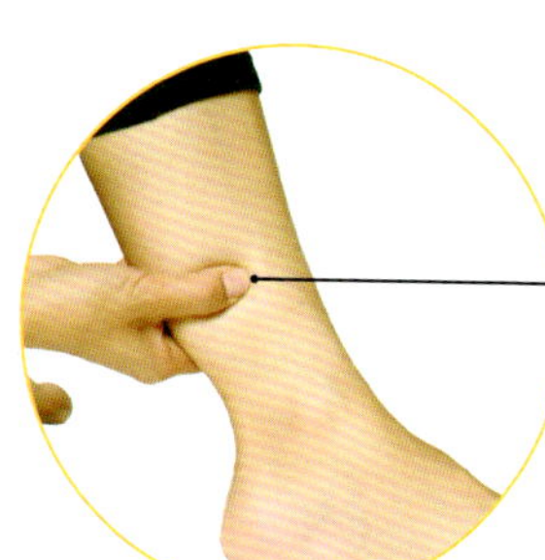

温灸三阴交，女人保养小秘诀。

单莲花腾起式，伸展脾经

1 取在地上盘坐的姿势，先让左腿弯曲，脚跟抵住会阴部。

2 然后，将右腿打开，向身后盘放，让右脚跟在身后靠近臀部，左手撑在左后，距离左臀一个手掌的距离。

3 当手掌撑稳以后，将臀部内收，向上抬起，髋部向上送，右手举起向天空，保持3～5个呼吸。

当您做这个动作时，一定要确定手掌撑稳后再抬臀部，抬起的过程中切忌太急、太快，慢慢起，如果觉得吃力，就要停下来，避免拉伤。左侧练完，换右侧做同样练习。

在保持这个动作的过程中，我们会感觉到前外侧的脾经区域有伸展打开的感觉，而且对于整个腹腔的内脏都有按摩和促进的作用。

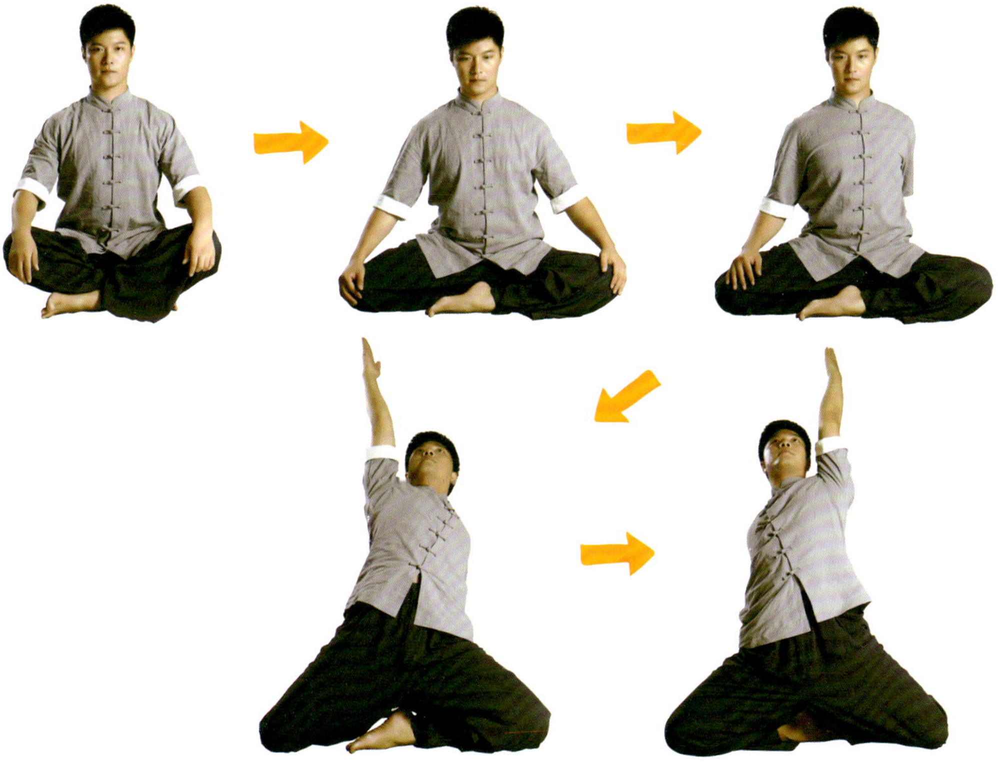

伸展脾经就是这么简单，快来练习吧！

趁暑追击排毒水

处暑一到，秋老虎的尾巴就长不了了，渐渐地暑天就该退下去了，正是我们趁暑追击的好时候，迷罗教你自制排毒水，早中晚各一杯，通肠、祛湿、排毒、安神、健康统统可以喝出来哦，抓紧啦。

食材准备

花椒2～3粒，陈皮 5 克，米醋 1 勺， 3 杯水。

做法

1. 早晨一杯通肠排毒水。前一天晚上睡觉前，用温水泡上2～3粒花椒，早晨醒来兑温后服用，可以提升肠道蠕动力，使肠子更积极地排便。

2. 中午一杯祛湿开胃水。陈皮5克开水闷泡10分钟，饭前1杯，开脾胃、促消化、祛湿排毒。

3. 睡前在一杯温水中兑入1勺米醋，喝了可以清热安神快速入睡。

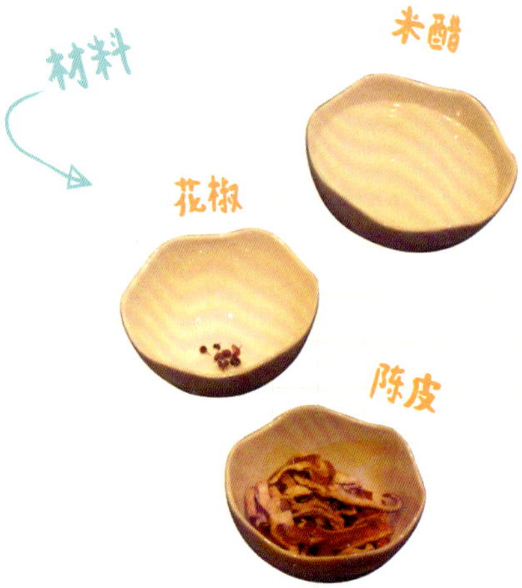

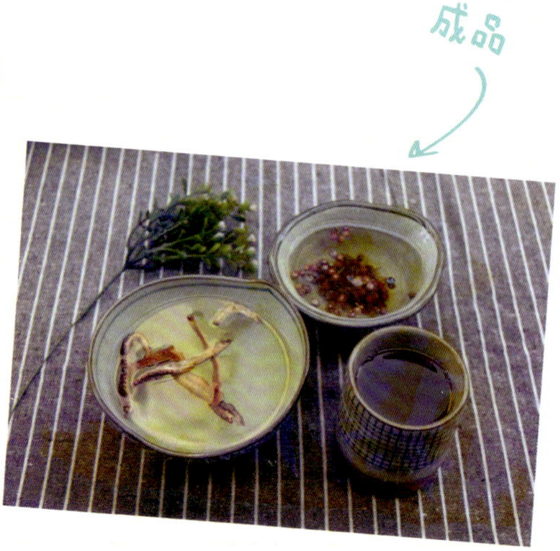

白露·补元

White Dew

白露一到，“秋老虎”就要“归山”了，早晚凉，尤其是此时湿气还重，随着气温下降由之前的湿热转为阴凉的湿。这股寒湿之气会在早晚凝结在草尖树叶上，形成白色的露珠。当我们见到晶莹白露的时候，女生们，你们知道大自然在提示我们做怎样的保养吗？聪明的你一定想到了，要加衣了，老人家们都会叮嘱我们：“白露勿露身。”

另外白露以后，天气开始凉爽了，秋收进行时，我们也要抓紧收获健康了。一到这个节气，我都会让学员们仔细检查一下自己的元气贮备，不注意保养的朋友在夏天消耗了不少，到该收获健康的时候却“颗粒无收”。这可不行，应该是“春种一粒粟，秋收万颗子”才对，快行动起来。

白露美丽功课

八个小太阳的秘密

很多人去医院检查，明明身体不舒服，浑身没劲，却查不出病来，其实仪器查不出来，是说明您还没有达到疾病的指标。但其实当您身体刚开始虚弱的时候它就已经出现警报，只是您不会自我检测。人的手上有一个元气表，常留意这个表，就知道您的元气状态了。

让我们把双手亮出来，看手指甲根部，找白色的小月牙，这个东西很多人都知道有，却不曾留意，其实它正代表着您体内的元气状态。这个半月痕像刚刚升出地平线的太阳，所以有些人很形象地叫它“小太阳”，在中医上则称为“元气圈”。

它代表着人体内的元气，您细心去留意观察的话会发现这些“小太阳”的减少是先从小指开始，依次向大拇指过渡，当只有大拇指有的时候，就代表已经在消耗身体的底油了，再不注意，就危险了。

元气不足，首先人会感觉疲劳、犯困、精力下降、手脚冰凉、怕冷……看到这里，您应该也看到自己手上小太阳的数量了吧。有的人会发现一个也没有，如果是先天就没有的话，则不能作为诊断依据。但如果先天有，而后天没有了，那就是您的元气消耗掉了，应该抓紧保养。在现代营养学上，普遍认为这个半月痕与体内的蛋白质及钙质有关，所以营养学家会建议半月痕不足的人多补充优质蛋白来补养身体。这与中医也是相通的，因为像鸡蛋、豆浆、牛奶这类物质都是补元气的食物。

我们讲半月痕少代表元气不足，但并不是说越多就越好，其实正常人一般是除小指以外的4个手指有，这个东西少了不行，多了也不行，过犹不及。有一个学员很得意地亮出手给我看：“你看，我的10个手指都有，还都特别大。”我一看，可不，每个手指上的半月痕都占了小半个指甲。我说：“您先别高兴，您一定有高血脂、高血压吧？”她连连点头：“你怎么知道？”我说：“您这儿都写着呢，这个小太阳太足了往往代表身体有三高症状，是营养过剩的表现。元气是一种中正平和的状态，少之不足，过犹不及。”

元气可以吃出来

俗话说："药补不如食补。"现代人动不动就吃这补品那补品的，这本身就是个误区。对中医来讲，真正能补养元气的，食物可以替代药物，而药物却不能替代食物，没听说有哪位天天把药当饭吃的。

民以食为天，维持人体正常代谢功能的精微能量源于食物之中，从食物中获取元气，是人体的基本原始功能。我们早就讲过，元气是体内中正平和之气，缺之则虚，过犹不及。而药物往往是有偏性的，像人参、鹿茸偏热，燕窝偏凉，阿胶偏黏腻……只有当人体已经出了问题，失去平衡，才需药补，所以健康人要想补元气，一定要通过性味平和的食物来养。可说起来，我们每天都在吃饭呀，怎么还元气虚呢？问题在于，我们大多数人虽然都吃饭，但并不代表你会吃。

我们要想补益元气别指望吃什么大补的药物，食物最靠谱。先要把脾胃之气养足，脾的运化功能提升才能补得有效率。早晨可用山药、大米、燕麦煮粥。晚上用小米、玉米、南瓜煮粥来补养脾胃。喝上一周，后一周就该开始喝补元汤了。

补元汤：1枚生鸡蛋，在碗中打散，加入炒黑芝麻和核桃的粉各两勺，用刚烧开的水冲熟，加入两滴香油，加一点点盐。

每天早餐来1碗，香喷喷，很多坚持喝下来的朋友都会发现半月痕在逐渐增长。

卧养元式，教你躺着养元气

既然是养元的体式，就不能太难太累，一定是要舒舒服服的。俗话说："站着不如坐着，坐着不如躺着。"我们干脆躺着不如趴着，来个趴卧养元的动作。

❶ 首先让我们趴下来，先将左腿弯曲向外侧放平于床面，调整到一个舒服的状态，两小臂交叠，额头贴放于小臂，做自然深长的呼吸。

❷ 呼吸每分钟尽量控制在4次以内，越慢越好，保持5～10分钟，换到另一侧做同样的练习。

通过舒适的姿势控制呼吸，使之深长缓慢，能将人体的消耗减至最低，从而起到保养的效果。这个动作适合我们每天起床或睡前进行。

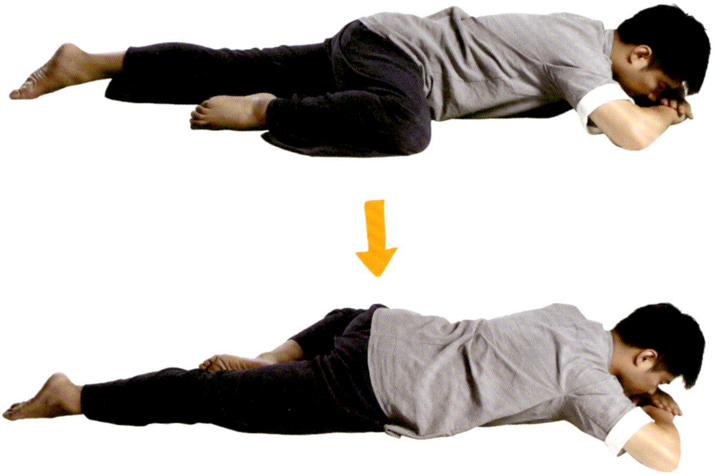

趴着养一养元气。

洋参秋补茶

“白露勿露身”，因为暑热之气退下了，早晚已经开始有些凉意了，一个夏天的消耗，好多女生这时明显感到乏力，老话讲“春困秋乏”嘛，抓紧试试这一款食方吧。

食材准备

西洋参3克，莲子10粒，枸杞3克，菊花5朵。

做法

1. 西洋参和莲子清水洗净，放入杯中。
2. 加入枸杞、菊花，开水闷泡。10分钟以后就可以喝了。

材料

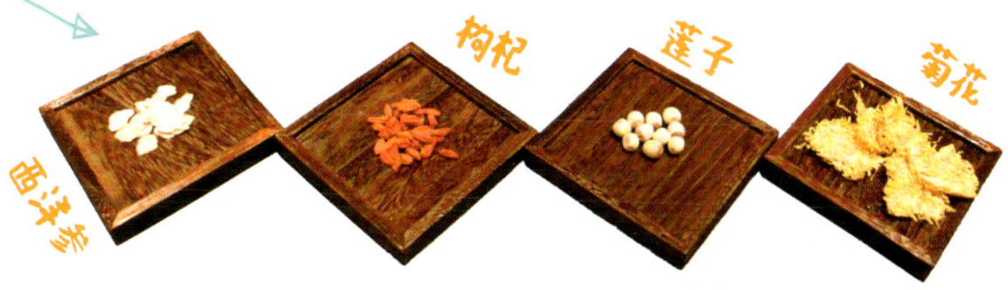

成品

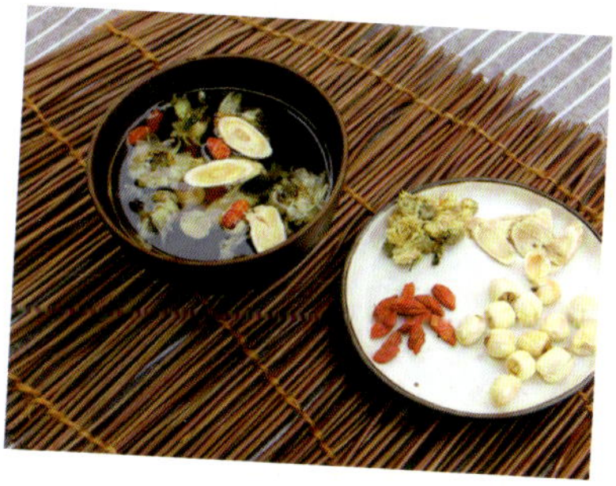

秋分·排毒

Autumn Equinox

秋分应是女生们最喜欢的节气了，秋高气爽，也该是做回清爽美女的时候了。秋分这个节气对应着春分，这两个节气当天都是白天和黑夜等长的，白天为阳，夜晚为阴，也就是阴阳最平衡的时候。对于咱们的健康来说，也无非是一个平衡与失衡的道理，所以这段时间一定要抓紧保养。

然而这个节气，常在中秋与“十一”长假前后，大家都忙着旅游和消遣了，等玩够了再想起保养来，秋分已经要过去了。所以迷罗教您一个特实用的方法，不影响游玩，爱去哪里去哪里，每天一小会儿，能减肥，能美容，能调节内分泌。

省事吧，心动了吧，到底是什么方法这么实用呢，快看看吧。

秋分美丽功课

手穴减肥排毒有秘笈

这手掌上首先有六套经络循行，联络着内脏，同时又有和全身对应的反射区，而且又最方便取穴，随手可得。我们可以利用闲暇时间通过对手穴和手经的刺激来改善肠胃的消化系统，提升脾胃运化功能，促进新陈代谢和机体排毒来实现减肥瘦身的效果。但在点手穴之前，我们先要给手掌做热身来刺激手上的经穴，再去刺激具体穴位才会有事半功倍的效果。

三招搓揉法，激活全手穴

这三招搓揉法可以用来激活手掌穴位和发射区的活性。通过中医多年的活血疗法经验来看，先用一定方法提升手掌温度再刺激穴位疏通气血，效果要比直接揉按好得多。

第一个手法是双手合十互搓，速度不要太快，持续搓上半分钟到一分钟，直到手掌发热为止。这样手掌的温度会很快升上来，整个手掌穴位的积极性也增强了。

第二个手法，将双手十指交叉抓握，让两个掌根正反旋搓，直至发热。速度也是不要太快，就像两掌根在研磨什么东西一样。这里是手掌上肌肉最丰厚的地方，也是三条阴经的必经地，同时是肠胃和泌尿生殖系的反射区，所以刺激这里好处多多。

第三个手法是掐捏八邪，八邪是十指中间连接的地方，也就是我们平时讲的指谱。这里是体内邪气的出入口，所以最后用一只手的拇指和食指去捏住另一手的指谱向外拉。先从虎口处开始，每处捏拉9遍，依次拉到小指，这样可以去火气、通经络、消除烦热。

手上的减肥穴

通过上面的练习，我们既打通了经络，又激活了手上的穴位，整个手掌的气血充沛，经穴已经全体待命了，就等你一声令下打开掌上的减肥开关了，让我们一起来寻找手掌上的三大减肥穴。

一是肠胃消化区

这个就是我们前面讲到的速效减肥点，能快速提升肠胃动力，加速运化和代谢，因此是必点的。我们可以用拇指去刺激，也可以用一支笔的圆头去点按，刺激力更强。

二是劳宫穴

劳宫穴在手掌心的位置，握拳时，中指指尖点到的位置就是。这个穴位属于心包经，是个养心安神的大穴，能调气血、缓解精神紧张、镇静安神。同时也是肠胃消化区，刺激这里，可以帮助消化、提升肠胃的代谢，有一定的减肥功效。

三是胸腹区

这个区在手背上，中指与无名指掌骨的中间处，这个穴位有抑制食欲的作用，饭前一两个小时，持续用力刺激上5分钟，会有效降低食欲。因为进食过量导致的肥胖，点这个穴位会比较有效。

这三个点结合到一起就是手穴减肥组合了，每天坚持做上一两遍，随时随地都可以练习，可以很好地实现减肥的功效。自己动手，减肥不求人。

手中自有颜如玉

女人爱美乃是天性，但是脸蛋的美又似乎不只是从外面打扮得来的。“让美丽由内而外”，从这句令人耳熟能详的话来看，大家都已经能认识到内养的关键了。

五脏六腑之气皆上注于面，我们的脸还充当了健康显示屏的作用，所以脸上的那些恼人痘痘、斑点、暗淡气色等等，往往反映了内分泌的状况。想美就一定要懂得内在调养的知识与方法，这样，美丽才能真正地从内而外透发出来。

怎么内养呢？脸既然是健康显示屏，那么双手就是健康遥控器。

在您的手上，已经设置好了祛斑键、消痘键、靓肤键等等，一把钥匙开一把锁，一个遥控器开一个显示屏，您手上这个健康遥控器专门控制自己的健康显示屏——脸，快去按动它吧。手中自有颜如玉，动手把自己捏漂亮。

一看脸上：色斑。

中医认为色斑多是气血不足不能上荣于面，或者肝气郁结导致气血瘀滞、色素沉着形成的。这东西虽然长在脸上不痛不痒，但却是美容的大敌，相当顽固，打不散，赶不走。

找手上

1 心脏区：在拇指根下面，大鱼际上。
2 肝　区：在智慧线和生命线夹角的区域。
3 睡眠区：食指第一指节两侧。
4 子宫区：生命线尾端，大小鱼际之间的区域。

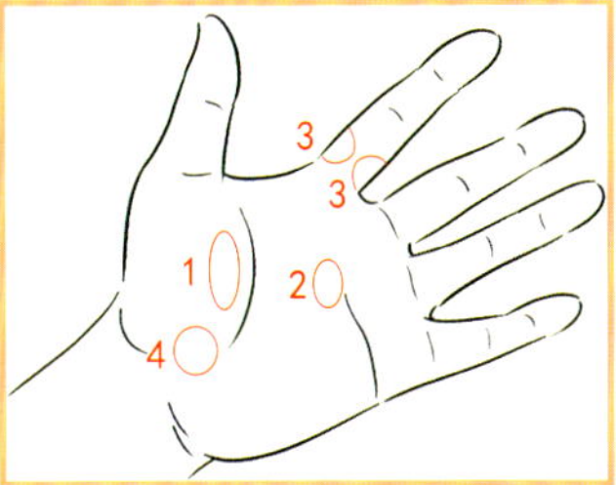

二看脸上：青春痘。

这个东西可谓防不胜防，稍微在饮食上放纵一下，它就“爬”到脸上给你“添彩”。有的人还好，多喝点水，吃点清淡的饮食它也就“下去”了。可有的人不行，脸上的痘痘是此起彼伏，一茬接一茬。其实这多是湿热的问题，要调节内分泌，清热除湿。

找手上

1 鱼际穴：大鱼际中间点，靠近骨头的位置。
2 劳宫穴：握拳头，中指指尖点到的位置。
3 少府穴：握拳头，小指指尖点到的位置。
4 大陵穴：掌腕横纹中间点。

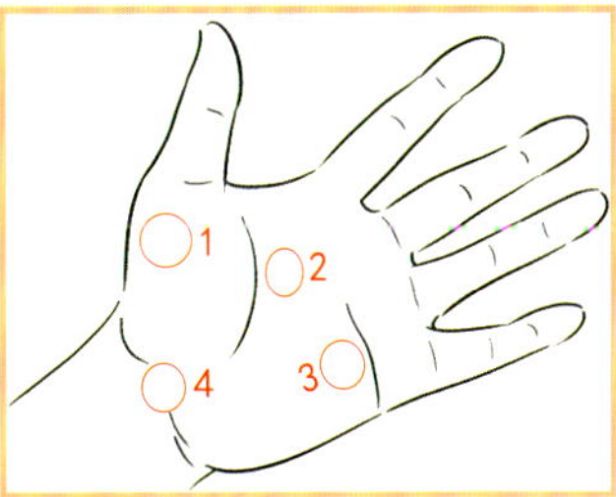

三看脸上：暗黄。

思虑伤脾，女人爱琢磨事儿，事情想多了就伤脾胃，脾胃一虚脸就暗黄。所以，如果你不想做黄脸婆，就要健脾胃、养气血。

找手上

1 心脏区：在拇指根下面，大鱼际上。

2 肠道区：小鱼际上肉最厚的地方，找一个最敏感的点。

3 消化点：生命线中间点向内1厘米。

4 面部区：指根下面的区域。

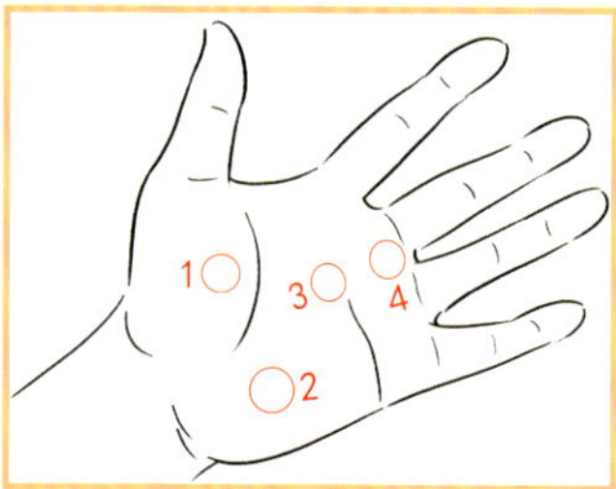

四看脸上：毛孔粗大。

毛孔粗大多跟肺热有关，辛辣吃太多，喝水又少，肺热就重。肺主皮毛，内热要向外散，毛孔就得打开，时间久了，毛孔就大了。所以要多喝水，少吃热性辛辣的食物，养阴清肺。

找手上

1 太渊穴：大拇指掌根下面的凹陷处。

2 神门穴：小拇指掌根下面的凹陷处。

3 鱼际穴：大鱼际中间点，靠近骨头的位置。

4 呼吸区：无名指与小指之间的指根下面。

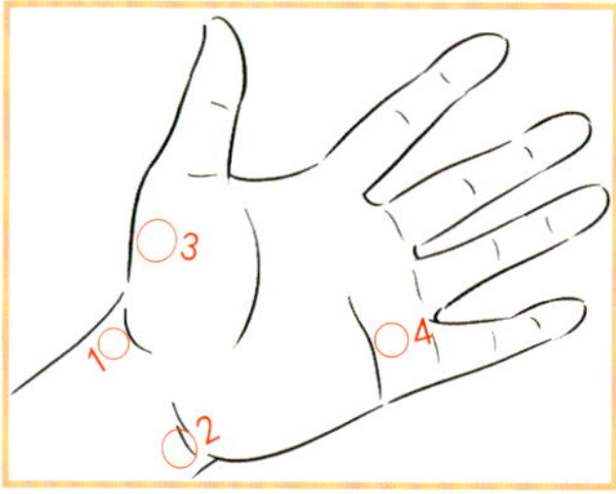

五看脸上：皱纹。

女人这朵花要靠血来养，所以女人以血为本，阴血充足，则气色红润、皮肤饱满。血虚的女人容易衰老，皮肤会过早出现皱纹。心主血，肝藏血，脾统血，肾精生血……该养的有很多哦。

找手上：

1 肝区：在智慧线和生命线夹角的区域。

2 心脏区：在拇指根下面，大鱼际上。

3 大陵穴：掌腕横纹中间点。

4 少府穴：握拳头，小指指尖点到的位置。

5 肠胃消化区：手掌中心的区域。

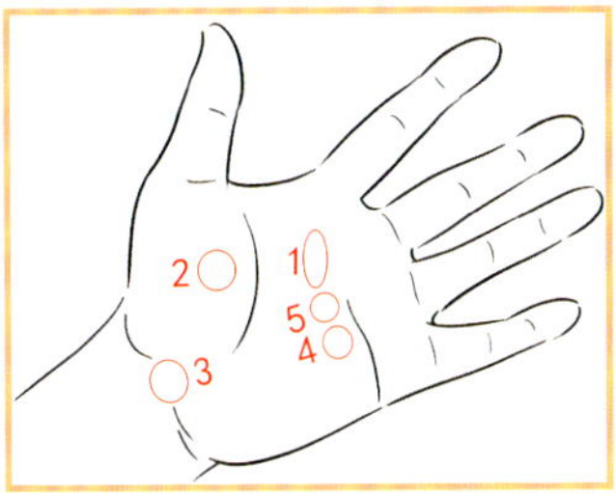

六看脸上：暗淡无光泽。

女人气色暗淡多是熬夜或精神压力导致，而这些因素都很耗伤肾气，肾虚了脸上气色就暗淡无光。所以女人一定要注意休息，生活要规律，平时注意补补肾。

找手上：

1 太渊穴：大拇指掌根下面的凹陷处。

2 神门穴：小拇指掌根下面的凹陷处。

3 肾区：生命线下部，子宫区上面。

4 肾虚区：小指第一指节两侧。

5 面区：中指中间的骨节面。

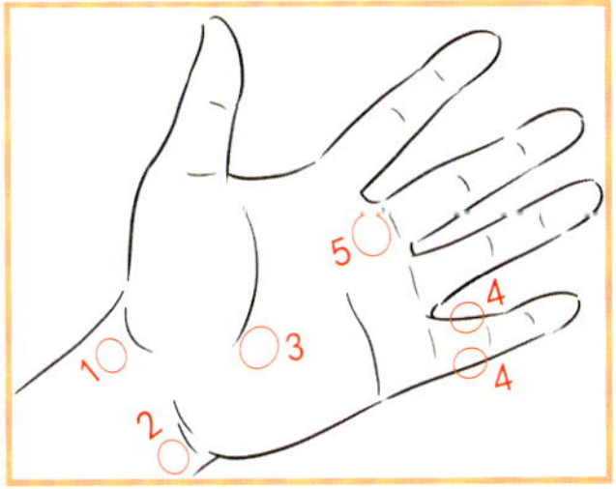

泡手揉穴小秘方

准备事项

40℃左右温水泡手，可以加点姜片或艾草叶，一边泡一边按揉手掌的整个区域，来舒活手掌气血和经络，提升反射敏感度。

按摩手法

配合腹式呼吸，找准穴位，吸气时小腹轻微向外鼓胀，同时稍用力按揉；呼气时小腹内收，同时增加力量垂直按压。每个穴位按揉20个呼吸左右的时长。

注意事项

按摩完以后不要马上洗手，尤其是沾凉水。可以喝一两杯温水来加速毒素的代谢。

双腿背部伸展式，排毒消疲劳

有的时候我们会感觉工作了一天身体的疲劳感很难消除，带着这种酸累劲反倒睡不着，或者就算睡着也是睡得很累，睡眠质量很低，怎么办呢？您该在睡前拉伸一下膀胱经。因为一到晚上，一天的疲劳感几乎都会落到小腿的这一段膀胱经上。建议您在睡觉前用温水泡泡脚，泡的时候，捧水洗一洗小腿肚，让温水放松小腿，然后到床上做双腿背部伸展式。

1. 把双腿伸直平坐，两腿并拢，脚趾尖向回勾，可以在屁股下面垫一个厚垫子或者薄枕头。

2. 吸气时双手由两侧向上伸展，腰背伸直收小腹。

3. 呼气时身体向前屈手抓脚，注意尽可能把腰背伸直，做10个呼吸。当吸气的时候把背更加地伸直，呼气的时候轻微前屈。

双腿背部伸展式能扭转脊椎按摩腰腹部内脏、提升脾胃运化、调节内分泌、促进新陈代谢和机体排毒、缓解腰背疲劳、改善下肢的血液循环、消减小腹。

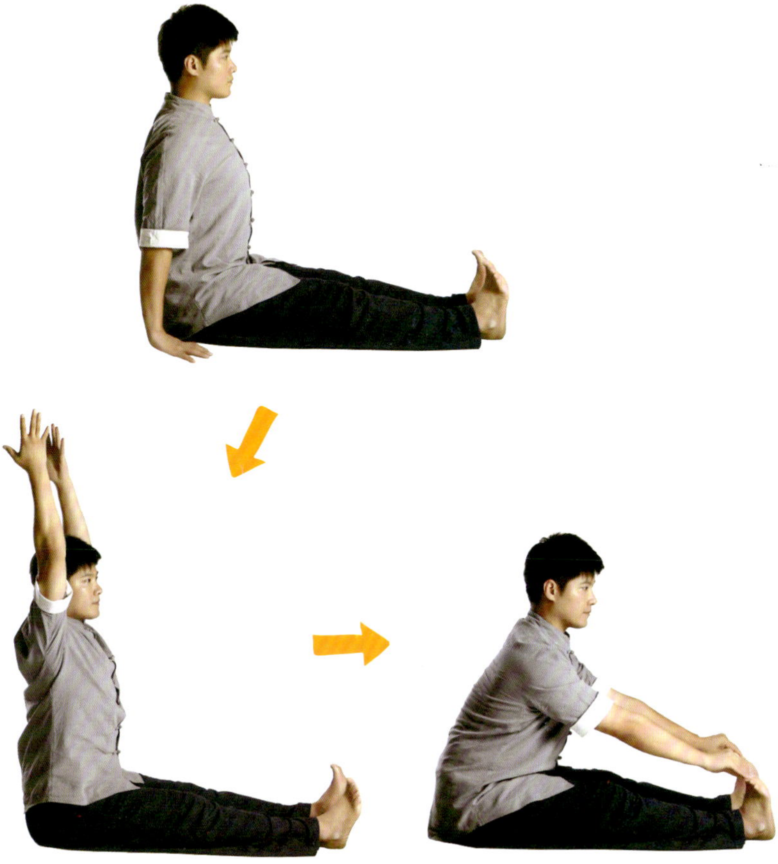

睡前做一做，轻松入眠缓疲劳。

安神茶

秋分节气，天气凉爽，黑夜与白天等长，正是保养内在平衡的关键时期，睡不好觉哪儿行，一个好觉胜过任何补药。若您失眠、烦躁、心悸、健忘，别着急，迷罗教您个小秘方。

食材准备

干百合50克，柏子仁10克，酸枣仁15克，大枣8枚，蜂蜜两勺。

做法

1. 将百合、柏子仁、酸枣仁放入砂锅加水煮，煮开以后再小火煮上半小时。
2. 然后加入8枚大枣，煮5分钟后停火。
3. 放温以后兑入两勺蜂蜜，适合晚餐前喝上一两杯，每日1次。

味道不错，效果很赞。

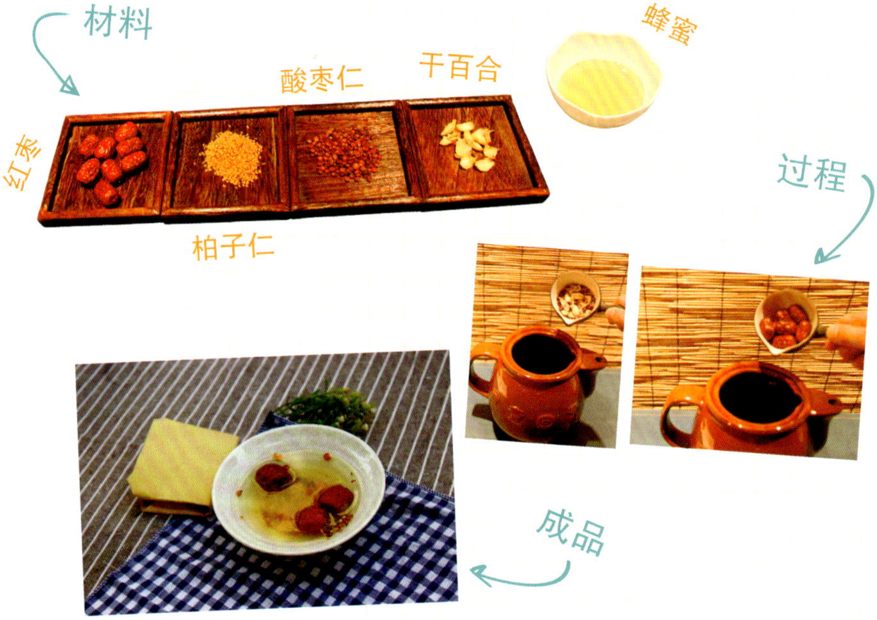

寒露·清肺

Cold Dew

到了这个节气，女生们要注意了，天气越来越寒凉，老话讲叫“寒露天凉露水重”，可千万别再“美丽冻人”了。另外，这个节气不仅干燥，也是雾霾开始肆虐的时节，从寒露一直延续整个冬季，少有好的天气。那么，您可知道这时节我们哪里最需要保养吗？

当然是肺，因为肺最怕干燥，天气干燥肺火增加，就会影响到皮肤，您有感觉吗？一到这段时间就会觉得浑身哪儿都干，这都是肺火的缘故。另外，雾霾严重，鼻炎与咳嗽也更多见，这段时间一定要做好润肺、养肺、排肺毒的功课。

寒露美丽功课

给你的肺洗洗澡

肺部的毒素——PM2.5

有一种毒素很要命，那就是PM2.5。我们知道，肺自身有过滤的作用，空气通过鼻孔时，一些大的杂质就被鼻毛阻挡在外，然而一些细小的杂质也就是PM2.5，会直接进入肺部吸附在肺泡上。日久天长，肺的杂质也就越来越多，尤其是在空气质量不佳的环境下工作与生活，问题就更严重。

这些经久不除的杂质会为细菌、病菌的滋生提供良好的生长环境，长期吸烟的人这些杂质就更多，等于是为肺炎和肺癌预先铺好了路。

在中医看来肺主皮毛，皮肤的防御能力、毛孔的开合力以及皮肤的润泽和保养都和肺的关系密切。肺的毒素越多，皮肤的状态越差。现代越来越多的人动不动就过敏，与肺中的毒素有脱不开的关系。

以前大家都认为只有肠胃这样的消化系统，因为吃喝一些不洁的东西才会产生毒素。其实，连呼吸都会产生毒素，不要小瞧这个，任何一种都是可以致病的。

洗肺清毒操

因此，大家快行动起来，给您的肺洗洗澡吧，不管您现在的年龄有多大，迷罗教您一套洗肺清毒操。每天做一做，就可以使肺清爽，不沉积毒素和杂质，长保活力。

一、咳嗽

对，咳嗽可以清肺，不只是有病的人才会咳嗽，我们没病的时候也可以咳嗽几声，其实像咳嗽、打嗝、喷嚏都是一种身体自我排毒的机能。咳嗽的震动可以将淤积在肺泡上的杂质清理下来，和体液混合成痰排出体外。

建议每日清晨，早练时先咳嗽几声来清清肺，但是要掌握度，震动也不要太大，次数也不要超过15次。

二、拍云门

拍云门和咳嗽排毒有异曲同工之妙。云门是肺经的穴位，肺经是十二正经第一条，这个穴有“三百六十穴第一门”之称，是经络之气出入的重要通道。道家有“早起开云门，晚上推期门”的养生方法。这个云门穴就在我们肩窝的位置，锁骨下窝就是，这也正好是肺的位置，我们早起拍一拍云门穴，一样可以震动到肺脏，清理内在杂质，还可以通肺经，活一身之气。咳嗽完再拍一拍云门穴，先左后右，每边20～30下。

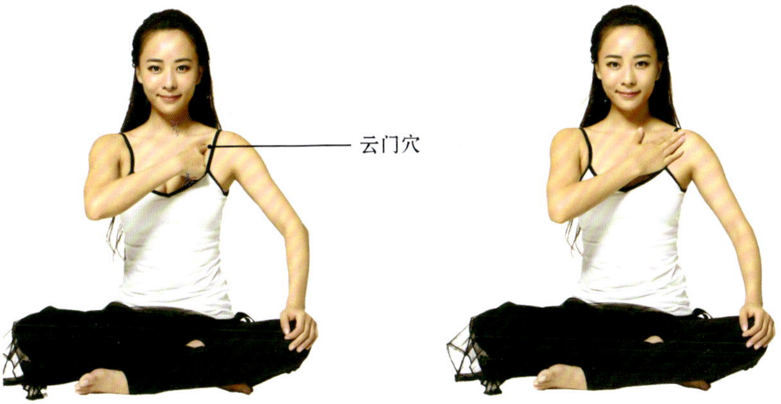

早起拍拍云门，清肺毒，防雾霾。

三、深呼吸

人人都要呼吸，但并不是人人都会通过呼吸来排毒。做深长的腹式呼吸时，可以最大限度地呼出肺里面的浊气，增加身体供氧量。早晨起来，您咳嗽几声，拍拍云门，最后再做做深呼吸，清肺排毒的功课就到位了。

腹式呼吸最好做到深长缓慢，吸气时小腹轻微向外膨胀，呼气时小腹内收。每次做上20～30下就好。

说实话，毒素是永远排不完的，只要是吃人间烟火，就在不断地制造着毒素，排毒是一个永远的功课。

三分钟擦穴防霾法

把双手五指并拢，虎口的位置会鼓起一个小肉丘，这是合谷穴，保持这个手形，让两手合谷穴互搓1分钟。这是保健大穴，通头面之气。

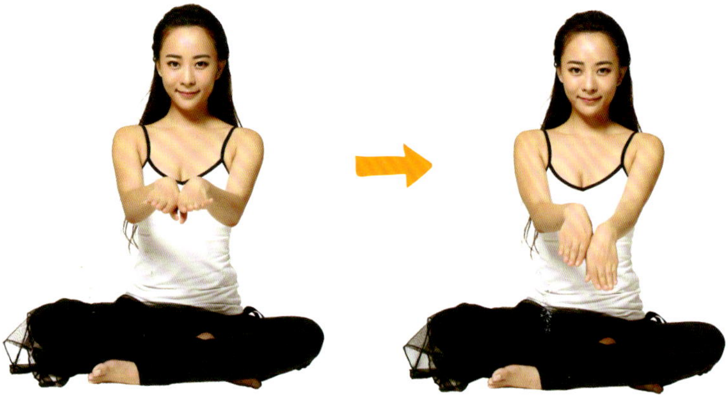

两手互搓合谷穴。

两手拇指侧大鱼际位置互搓1分钟，这里是肺经的鱼际穴和太渊穴，常搓可提升肺气通肺经。

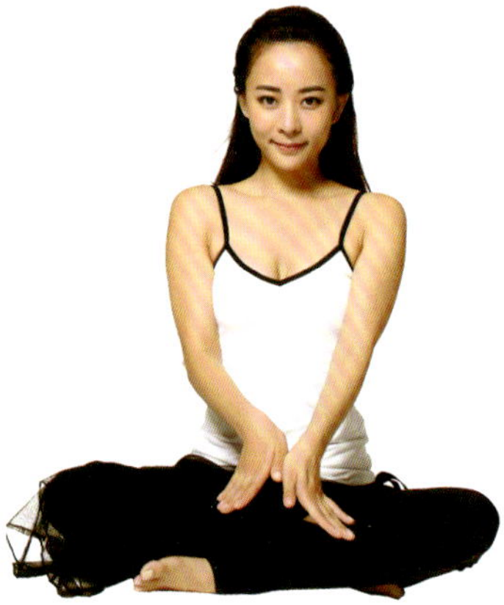

常搓鱼际穴和太渊穴来通肺经。

两手掌立起，用两手腕相互旋转摩擦1分钟。这里是内关穴，有提升人体正气、通络安神之功效。每天出门之前搓上3分钟，使内在状态提升，防御霾邪对于身体的影响。

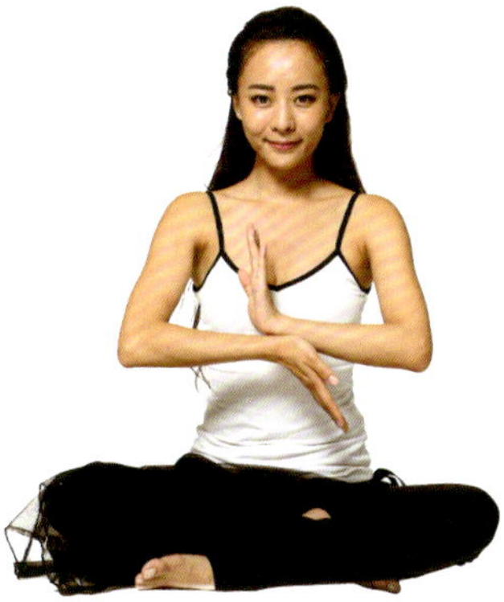

防御霾邪小秘方。

养正气防雾霾

第一条：提升人体正气第一大穴——足三里

找到腿部的外膝眼，用自己的手指沿着此处，向下量四横指。自己用拇指用点力按压，找到酸胀感最强的点。

方法：握拳两侧同时敲百次以上，每次敲都要保证力度。

一日两次，结合每周艾灸足三里1次。

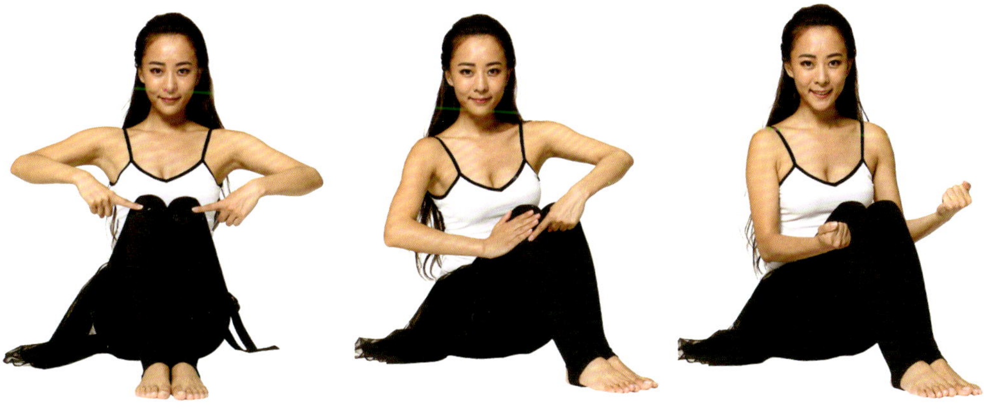

敲敲足三里养正气。

第二条：哼哈二气迅速强身法

它来自于内家武术中的功力训练，可快速调动气血能量，增强体质，预防外邪。

方法：①双腿打开呈两肩宽，蹲马步，手自然放于体侧。②吸气时手心向上，指尖相对上提至胸前。③吸足后闭气3秒钟，然后双手向前推出，配合鼻腔喷气发“哼”声。

每天早晨练习18次，可结合站桩后练习。

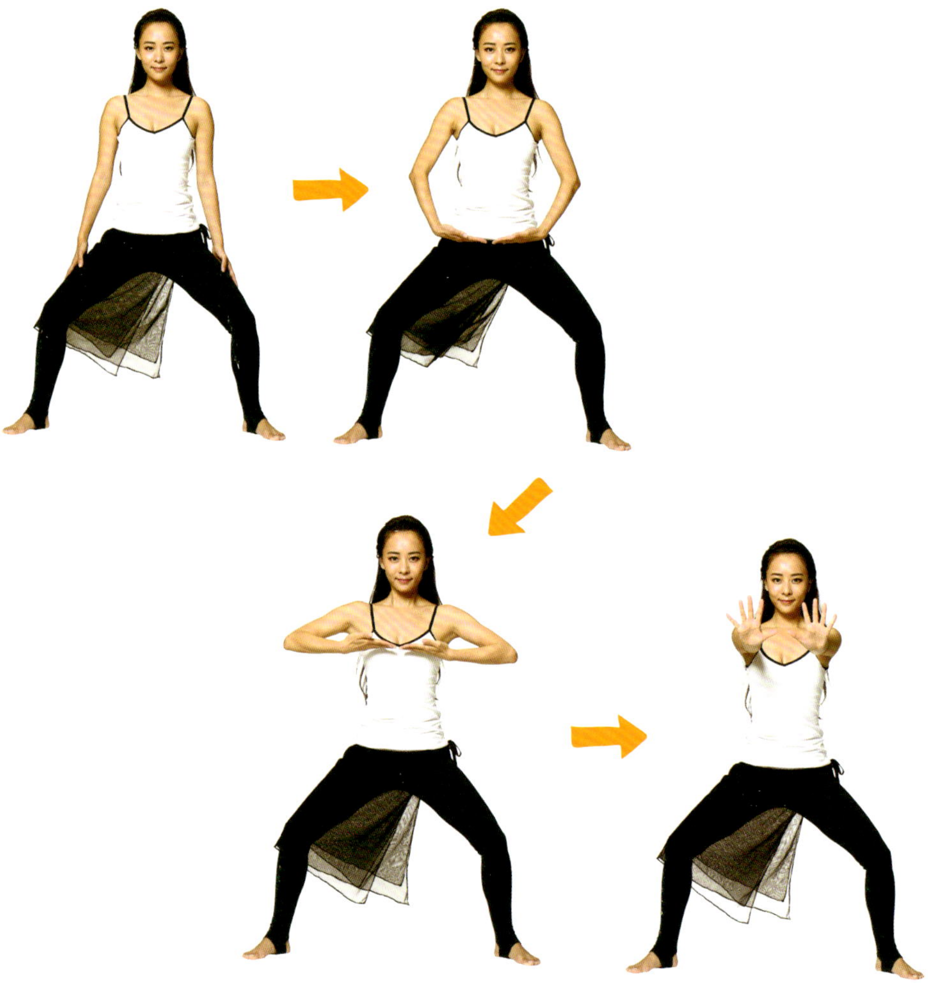

增强体质，预防外邪。

第三条：提升人体正气第一桩 —— 养元桩

方法：双脚打开一肩宽，重心均匀，腿轻微弯曲，膝关节不要超过脚尖，双手环抱于胸前如抱球状，做到身体放松，沉肩坠肘。

持腹式呼吸，晨起坚持10分钟，以身体发热微寒为度，能有效强壮手足之三阴三阳经络，提升正气，增强体质。

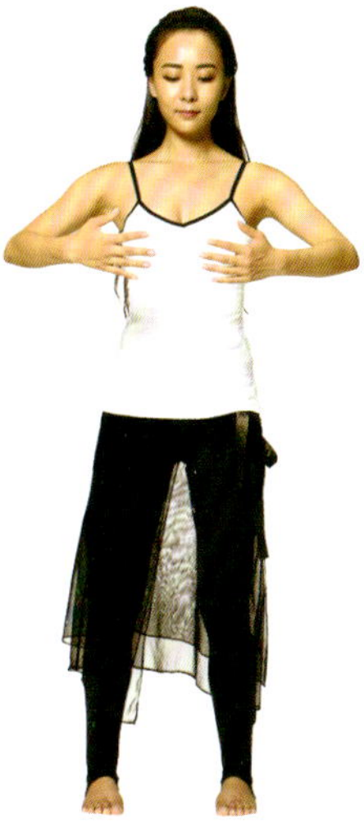

养元桩。

卧撑排毒式，增强内脏排毒能力

这可是一个可以使你的身体快速紧致充满活力的动作，它能有效地强化到人的腰腹，从而增强内脏排毒的功能。

首先要找一个结实的地面，铺上一块毯子，如果是床面的话不要太软。让我们手臂弯曲，大小臂之间弯曲成直角，用小臂撑在地上，两脚尖蹬地将身体撑起，呈一个平板的状态，尽可能保持长一些的时间，从10秒钟开始，逐渐增加坚持的时间。这是一个很吃力的动作，可能很快你就会体力不支或出汗了，但是坚持下来你会发现它真的具备绝佳的排毒效果。

这个动作中我们需要注意的是身体要收紧，不要松掉，不要翘臀或者髋部下沉。

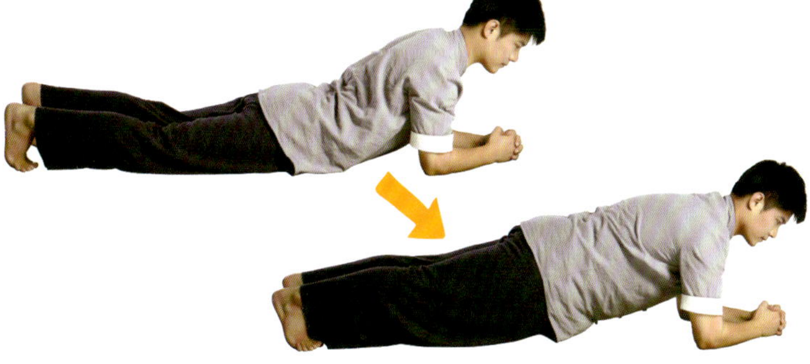

这个动作具有绝佳的排毒效果。

鱼腥草梨汤

寒露天凉露水重，气温下降，天气干燥，雾霾来袭，很多女生的嗓子越发不舒服了。这段时间常常在瑜伽课上听到此起彼伏的咳嗽声，于是我赶紧交代大家回去一定要煮个汤水抓紧喝起来。果然下次再上课就好多了，连续喝下来，好多女生的皮肤还滋润了很多，汤汤水水就是养人呀，这回是什么汤呢？

食材准备

鱼腥草100克，雪梨1个，冰糖适量。

做法

1. 鱼腥草100克洗净，切成3厘米小段。
2. 雪梨去皮去核切块，一起用水煮开以后，再小火煮15分钟，加入冰糖调味即可。

鱼腥草被称为“最天然的抗生素”，可以祛湿排毒，预防流行性病毒，清肺火，改善咽喉肿痛。

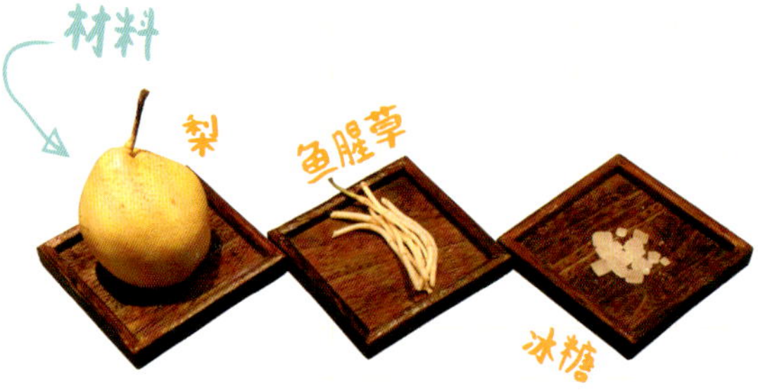

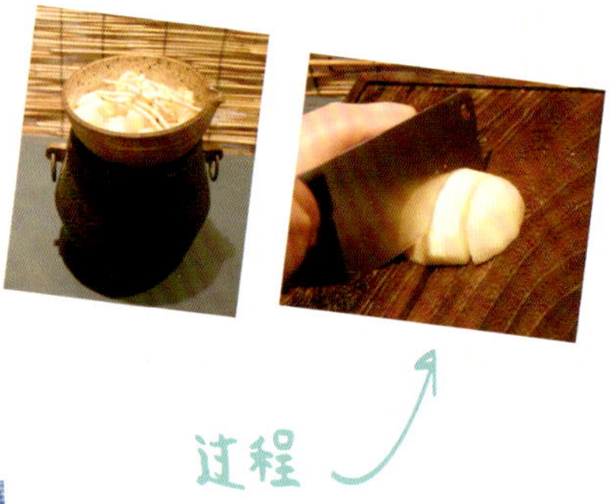

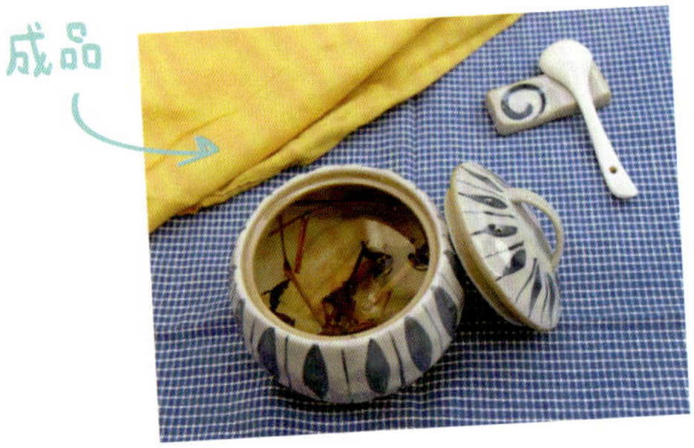

霜降·护眼

First Frost

霜降一过，万物凋零，草木枯黄，看到这一派衰落的景象，感性的您，可有触景生情吗？老话有悲秋的说法，各位美女们可要做好功课调整好心情呀，多想一想令人喜悦的事情哦。但是，有些朋友怕是会看着不舒服，为啥？

因为眼睛不舒服，一到这段时间，好多女生都向我反映浑身哪儿都干，最要命的是眼睛干。

秋天的燥气消耗了身体的阴液，再加上如果您休息不规律，肝火旺盛，很容易导致眼睛发干、发涩，甚至影响到视力。如何在秋天的最后一个节气做到养眼护眼，如何能拥有一双明亮美眸呢？今天我们就来好好聊一聊。

霜降美丽功课

忘穿"秋水"见五脏

眼睛可分成眼白、黑睛、瞳孔、眼角、眼睑，它们分别对应着五脏，所以又有"五脏六腑之气皆上注于目"的说法，因此眼睛简直可称为五脏的镜子，从里面可以看出人的脏腑健康状态。

眼白对应肺，正常的眼白应该洁白清亮，小孩子的有点发青也是正常。若眼白无光、呈现苍白色的时候就说明贫血或者肺有疾病，有时发黄也可能是缺铁性贫血，但如果小便、皮肤都发黄，那就是黄疸了。

黑睛对应肝，正常的状态应该乌黑有光泽，我们黄种人的黑睛多为黑色，当长期熬夜或性生活无度会耗伤肝肾精血，黑睛会缩小一些，这就是民间说的"三白眼"或者"四白眼"。而当血液中胆固醇指标很高时，黑睛周围会变白，是早衰或者脑血管疾病的征兆，如果发现自己近期黑睛颜色减淡，代表肝气不足或肝血虚。

瞳孔对应肾，中国人的瞳孔正常多表现为棕黑色，应该乌黑明亮有神，年龄越小肾气越足就越亮，一到中老年，肾经亏虚，瞳孔会相对发灰、暗黄一些。瞳孔乳白多见白内障，变黄可能是眼内化脓感染，变绿色多是青光眼。

眼角也叫目眦，对应心，正常的目眦一般红润鲜明，以淡红为主，很多女生血虚贫血，目眦往往偏白缺少血色，目眦深红发赤表示身体有内热心火。

眼睑对应脾，正常的眼睑应该黄中透着红润，气色和整体面部一样。脾胃为气血生化之源，如果眼睑发白往往反映气血不足，眼睑淡黄提示脾虚，眼睑浮肿多反映脾虚或脾湿，而颜色发黑发暗也就是黑眼圈，就多是因为过劳、睡眠不足或肾虚所致。

吃出一双亮眸

眼睛需要的营养

维生素A是构成眼睛感光物质的主要成分，是和视力直接相关的营养素，充足的话可使眼角膜变得光泽，使眼睛明亮有神；缺乏的话会引起角膜上皮细胞脱落，使原来清晰透明的角膜变得像毛玻璃一样模糊不清，甚至引起夜盲、白内障等疾病。β－胡萝卜素能在体内转化成维生素A。

滋补眼睛的食物

维生素A(及β－胡萝卜素)含量丰富的食物：胡萝卜、番瓜、甘薯(红)、油菜、菠菜、西蓝花、蓝莓、茼蒿、韭菜花、芥菜、番薯叶、空心菜、蛋、鱼肝油。

滋补明目粥：桑葚10克、枸杞5克、山药50克、红枣5枚、大米100克熬成粥，早晚食用，可以滋补肝肾、改善视力，适用于近视、视力减退的人群。

清肝明目茶：决明子5克、枸杞3克、菊花3克、冰糖适量泡水喝，可以清肝明目，常喝可帮您改善视力。

养眼明目美眸秘方

去除鱼尾纹的小秘方：取胡萝卜汁两小勺加5～6滴橄榄油，和匀，均匀涂于眼周，15分钟后洗净。

去除肿眼皮的小秘方：早晨起来，眼皮水肿的话，用10朵菊花泡水，以棉球蘸菊花水涂于眼周，可以帮助消肿。

去除眼袋的小秘方：新鲜土豆切成薄片，揉擦眼袋1分钟，然后敷于眼周，有助于改善眼袋。

去除黑眼圈的小秘方：用4层干净纱布，浸透纯牛奶，覆盖在眼皮上，闭目静养半小时后，用水洗净。

眼睛您要这样养

这几款养眼小操好用又见效，帮您养出一双“秋水明眸”。

养眼高温瑜伽操

每周给眼睛做一两次“高温瑜伽”：用中药石决明10克和菊花5克开水冲泡。闭住眼睛，用热气蒸熏眼周，每只眼睛5～10分钟，掌握好距离，不要过烫。这个方法可以有效地促进眼周血液循环，排除眼睛毒素，缓解眼睛疲劳，去除黑眼圈。

能量养眼法

有一种最经济实用的养眼方法，随时随地都可以做，马上就可以减轻眼睛疲劳，使双目有神，提升光亮度，常做可以改善视力。方法很简单，就是把手搓热熨目，以我的经验，要想效果明显，一定要熨透，最好能连续3次再睁眼。每天早中晚都做一遍最好。

眼睛呼吸法

闭眼，吸气时眼睛放松，呼气时闭紧，做9次。睁眼，吸气时眼睛睁大圆瞪，呼气时放松，同样做9次。这个方法可以缓解眼睛疲劳，紧致眼周，消除黑眼圈，增亮眼神。

眼睛瑜伽操

放松双眼，首先让双眼极力向上注视10秒钟，然后向下注视10秒钟，接下来向左、向右各10秒钟，如此反复3～5圈，然后先逆时针、后顺时针转动眼球各20圈，最后闭目养神片刻再睁眼。

烛火冥想式，身心平静的秘密

现代人身心两个层面往往不能同步，我们回想一下就会发现，身体动得越来越少了，而脑子动得越来越多了，工作、生活、人际关系，太多太多的事情需要思考、琢磨。于是，越来越多的人大呼心累，却很少有说身累的，这就是不平衡。

身体动得太少了，脑子动得太多了，就好像电脑，一个劲更新软件，如果硬件跟不上的话，迟早会死机，因此我们要增加身体锻炼，学会让心放慢，让身体和心灵同步，我推荐的方法是瑜伽中的烛光冥想。

这是一个让大脑放松的方法，通过烛光的注视，使脑子中思绪沉静下来，凝聚到一个点上。禅宗讲："致心一处，无往不胜。"尤其是那些"暴发户"们，动不动就为一些小事情大发雷霆，既伤身，又伤感情，这个练习能让人心情平和、减少情绪波动，再有事情也能三思而后行了。

方法：找一个安静、没有人打扰的环境，灯光幽暗些，保持舒适的坐姿。在距离身体大概两米处放一只点燃的蜡烛，目光凝视烛光，眼帘可以轻垂，不要用力，尽量把所有的注意力都放在烛光上，看上一会儿就把眼睛闭上。这时还会有残余的视觉影像，让我们在闭着眼睛的状态下，再去仔细地冥想烛光的影像，尽量使它清晰，当影像消失，再睁开眼睛注视烛光。

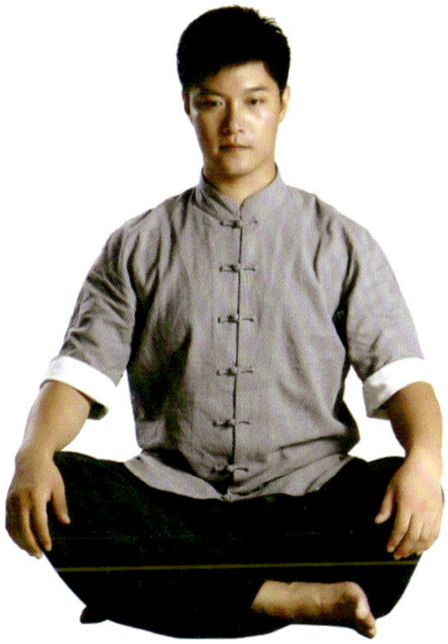

就这样反复练习，每天10分钟左右，随着练习的加深，闭目时残留影像停留的时间会延长，这也是古人练习过目不忘的方法哦。慢慢地您会发现内心越发平静，思维比以前更清晰，记忆力也更好，这都得益于烛光冥想，快去试试吧。

乌龙润发茶

天气越发的干燥，您受影响了吗？有没有觉得皮肤干、嗓子干，甚至头发都干呢？教给大家一个乌龙润发茶，可以润燥、养头发，使头发乌黑润泽，防止脱发。

食材准备

黑芝麻两勺，白芝麻两勺，乌龙茶3克，大枣1枚。

做法

1. 将黑芝麻和白芝麻炒熟，用擀面杖碾碎。
2. 将大枣洗净，掰成几瓣，和黑芝麻、乌龙茶一起放入杯中闷泡，当茶喝。

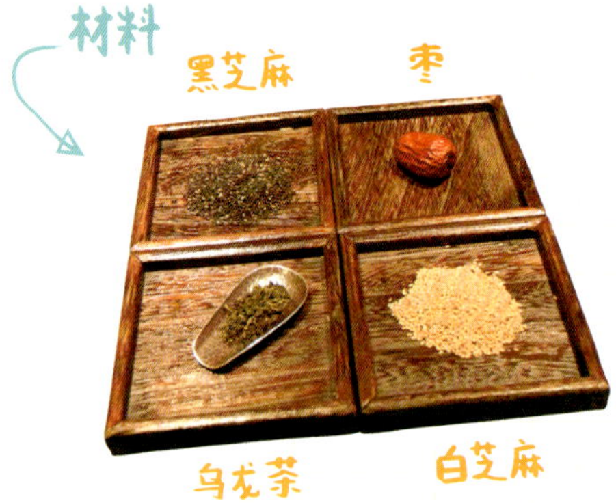

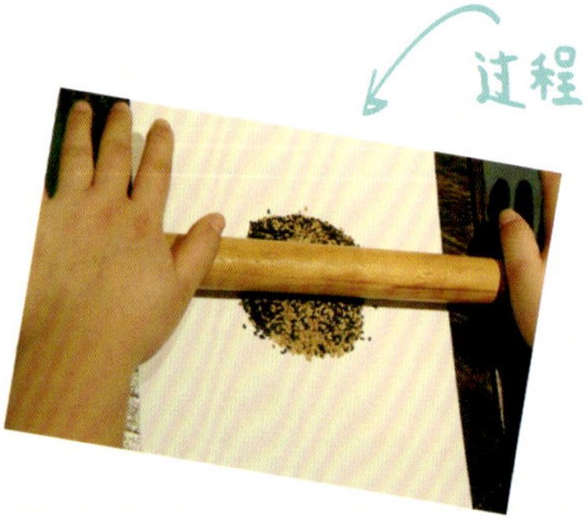

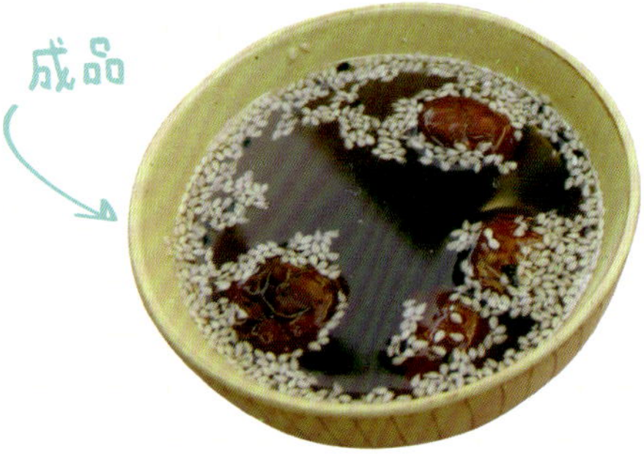

冬

Winter

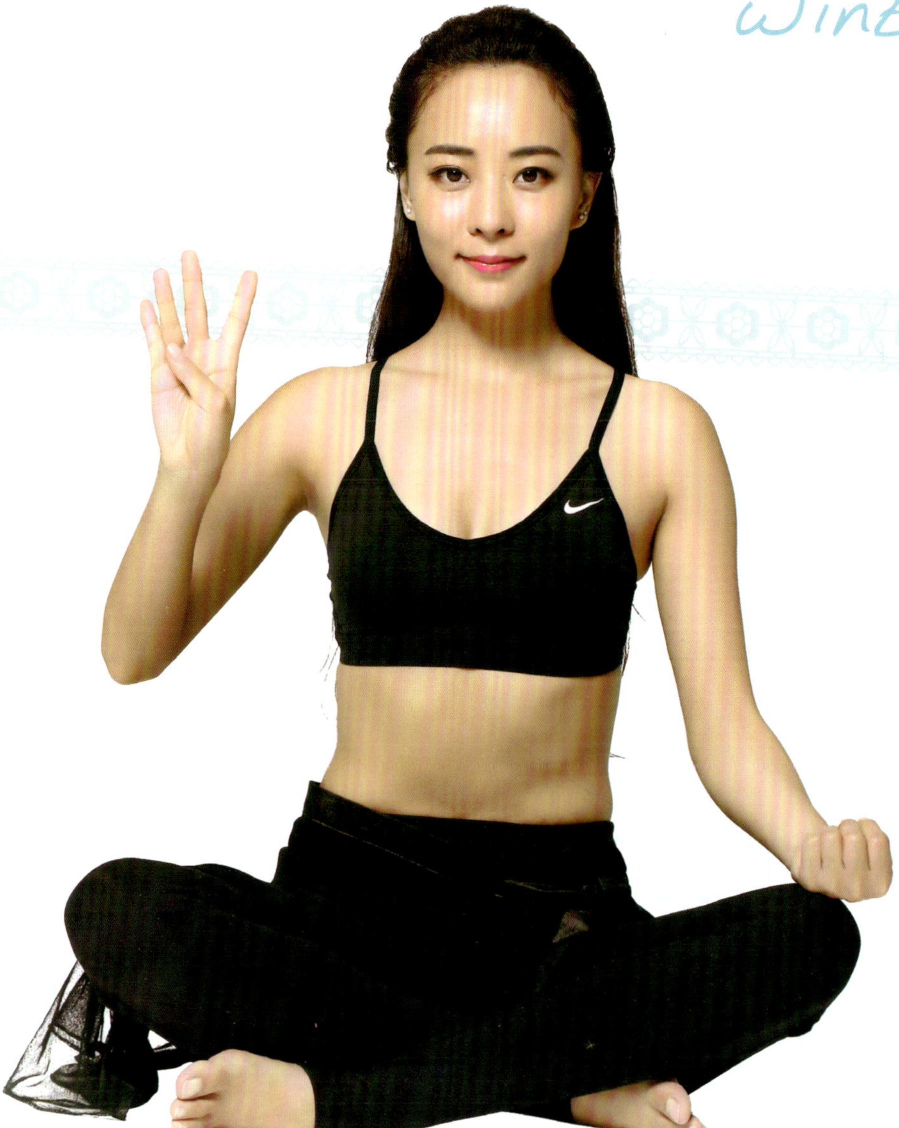

冬季，补肾的最佳时机

冬季补肾的最佳方案

肾虚都会有什么表现呢？快来对照一下。

- □ 手脚冰凉
- □ 怕冷
- □ 尿频、尿急
- □ 小腿浮肿
- □ 黑眼圈
- □ 腰酸、腿无力
- □ 过早白发、脱发
- □ 耳鸣
- □ 听力下降
- □ 气色灰暗
- □ 盗汗
- □ 手心、脚心烦热
- □ 痛经

以上表现您如果占两样以上，就要“恭喜”您，您肾虚了。

春养肝，夏养心，秋养肺，冬养肾。这会儿您知道该养什么了？一天中的下午五六点，气血流注到肾经，很多朋友一到这个点儿就犯困，十有八九是肾虚哦。该怎么办呢？建议在这个时段喝碗暖汤或者做轻柔运动直到身体发热，或者搓腰、揉耳朵、抬脚跟，这些方式都能有益于改善肾虚，您可要抓紧做起来。

冬日寒冷，体内阳性能量不足的话，易导致情绪相对低落、悲观、伤感。什么样的人阳性能量不足呢？老人、病人。家里有这样的亲人的话，就常回去看看吧，一句问候是最好的礼物，胜过任何的保健品。

养肾的四大节气

一般的养生观点是冬天万物封藏，肾气也顺随天地自然之气的规律封藏到肾里，因此肾气相对比较旺，正是一年之中保养肾的最佳时机。但深一步来讲，肾乃先天之本，是重中之重，所以任何时候都要注意养肾护肾，尤其是在一年之中的四大特殊节气上。

夏至	一阴生时。
冬至	阴气最重，一阳生时。
春分	阴阳平衡，藏于肾的元气向上升发，这叫“开天门”。
秋分	阴阳平衡，升浮在外的阳气开始向肾中收藏，这叫“入地户”。

朋友们一定要注意，时时要养肾，尤其在临近这四大节气的前后一段时间内都是极关键的时期，要做到减少消耗、注意保养、调节肾经，这样就能长生不殆了。

冬天做个“守财奴”

第一是早卧晚起，必待日光。冬天要早睡，最好在晚上十点之前入睡，早晨还不用起太早，看到“太阳公公”起床了，我们再起，这样就能减少消耗，顺应规律养元气了。

★第二是使志若伏。就是要安静，不要有太大的情绪波动，但是也要尽量使自己的心情舒畅，好像每天都有开心事在心里，但是又不要表现出来，就是那种没事偷着乐、心里美的感觉，这种感觉在冬天最养生。

★第三是无泄。冬天要藏着不要泄，所以汗要少出。冬天出汗太多必定耗气伤血，来年春天就出问题，但并不是不可以运动，冬练三九夏练三伏，运动还是要的。冬天寒冷，气血循环慢，若不运动就容易淤，但要掌握一下运动量，强度不要太大，微微出点汗就好了，千万不要像夏天那样大汗淋漓。

★第四是养肾补阳，冬天是最冷的季节，却是我们补阳的最好季节。冬天在五行属水，对应肾，肾阴主管一身的阴，肾阳主管一身的阳，所以我们只要把肾补好，身体阴阳平衡了就感觉舒坦了。从冬至开始，是阴气盛到极点，真阳生发的节气，正是补阳的大好时机，抓紧冬令进补、调养肾经，把肾阳补足，女士们身体内就有了阳光，再也不怕阴寒冰冷了。

冬令进补正当时，走起

天气寒冷，外面都滴水成冰了，然而人们的胃口却没有被冻住。相反，因为人体需要吸收足够的热量来抵御寒冷，消化和吸收功能正是旺盛的时候，所以冬令进补正当时。女士们啊，离夏天还很远，不必考虑身材问题，抓紧大快朵颐吧。冬天就是休养生息的季节，不管你缺什么能量，这会儿都能补回来，让我们看看如何去补。

黑白当道

冬天身体吸收功能最旺盛，多吃点也不太会发胖，因此对自己有益的饮食大家不用考虑热量，不用测量卡路里，只要不过量，但吃无妨。冬天多补气血，来年才有能量。

冬天对应肾脏，是补肾的最好时机，饮食上要多吃些补肾的食物。

肾在五行属水对应黑，平时要多吃些黑色的食物，像黑米、紫米、黑豆、黑芝麻、黑枣、黑木耳一类。另外冬天的阳气沉入大地里，按老人的话讲要多吃点接地气的土中生长的食物，例如山药、红薯、土豆、胡萝卜、萝卜等。冬天的气候很燥，如果再吃很多温补食物的话就很容易上火，所以一定要做好润燥的功课。白色的食物都能润燥，白萝卜是首选，冬令进补要记得吃点萝卜，一来顺气通畅，二来清热润燥，这样就能补得踏实不上火。

少咸多甜

冬天对应肾，咸的味道入肾，冬天可以适当吃些咸的味道。但是一定不要多吃，咸的味道就像一把钩子，能把人的肾气钩出来，因此吃多了也伤肾。还是多吃点甘甜的味道靠谱，甘味入脾，冬令进补需要脾胃的运化，因此要把脾胃给“伺候”好，它喜欢甜那就讨好一下，都是为了我们的健康服务嘛。

虚不受补

前两天一个女生“犹抱琵琶半遮面”地来找我，一摘口罩，满脸的痘痘，长势一片大好，她恨恨地向我数落某味补品的罪状。我说：“你谁也不要怪，要怪就怪你吃的不是时候，过一个月再吃或许就没这种情况了。”她很疑惑，这冬天不就是要补吗？

是呀，冬令进补，大家都知道，但补也要有个最佳时间。一般说来，大雪节气是冬令进补的开始，冬至才到最佳时机。而眼下的小雪节气呢，正是“天干物燥，小心火烛”的时候，饮食上稍微不注意，多吃了些肉食、补品就可能“引火烧身”。如果你这会儿也是满脸痘痘，那谁也不要怪，首先检讨自己的嘴巴。

那小雪该怎么去养生呢？我们今天就来谈谈这个很重要的问题。小雪在冬天具有承前启后的作用，此时不好好保养，会影响到接下来一整个冬天的身体状态。这个时候我们要做的也是一个补，但不是吃补品去补。现在很多人面临一个问题——虚不受补，脾胃不好，吃了补品不吸收，都瘀而化成火气了。所以小雪的补要以粥食来补。各种粮食类的粥食，尤以黄色为佳，早晚都喝才好，先把脾胃吸收之门打开，接下来的进补才能被身体实实在在地吸收。

欲补先清

冬季进补有一个原则很重要，却总被人们忽视，那就是欲补先清。当身体里毒素淤滞比较重的时候，也是补不进去的，所以小雪节气时要先清理身体。

前一阵有个学员来找我，人家送她一根野山参，来问我怎么吃。我一看她的手说："吃可以，准备好一个脸盆。"她问："为什么？"我说："接鼻血呀。"

她体内的毒素很重，肯定补不进去的，这两三万的人参下肚，未必有两三块钱的萝卜有效果，于是我建议她先吃段时间萝卜，就吃菜场最常见的白萝卜。老话讲："冬吃萝卜夏吃姜。"现在正是吃萝卜的好时候。那一天之中什么时候吃最好呢？还有句老话叫："上床萝卜下床姜。"当然要在上床之前吃萝卜。在这段时间里我都是在晚上切几片白萝卜生吃，或者做点萝卜汤喝，身体就会感觉很舒服。

冬天虽是要进补，也是要有方法、有顺序的，以我这么多年的经验来看，给大家提供一个最好的冬天进补顺序。

①立冬、小雪两个节气，先做好排毒和润燥的功课。

②大雪节气健脾胃，打开吸收之门。

③冬至以后再根据自己的体质去进补。

立冬·保暖

Beginning of Winter

立冬代表着冬天的开始，但这个节气比较特殊，虽然进入冬天，却还不算真正冬天的气候。这时还是以干燥为主的，而且是一年中最为干燥的一个节气。很多女生这时会感觉皮肤干、嘴巴干、咽喉干等症状越发明显。

干燥的初寒时期主要功课应该以保暖与润燥为主，而不是急于进补。

另外，从立冬开始逐渐降温。明代王穉登有一首名为《立冬》的诗：“秋风吹尽旧庭柯，黄叶丹枫客里过。一点禅灯半轮月,今宵寒较昨宵多。”最后的“今宵寒较昨宵多”一句，说得极为贴切。这段时间，正是一夜比一夜更冷，所以女性朋友们，从立冬起一定要有防寒保暖意识了。因为女人本身就阳气不足容易受寒，一旦受寒，驱寒并不容易，所以防重于治，天冷记得添衣。

立冬美丽功课

立冬保暖暖一冬

冬天女人最容易受寒的部位有三个。

颈后大椎穴是人体风寒的窗口，这里最容易感受风寒。尤其在冬天，屋内和室外温差较大，出门如果不注意保暖，风寒就会从这里吹进来，导致风寒感冒，使气血瘀滞加重颈椎病，引起头晕头痛、脑供血不足。

大椎穴有三个保养要点：

一是围一条暖和的围巾可以使感冒的概率降低一半以上。

二是出门之前搓热颈后的大椎穴，能有效防治风寒感冒。

三是双手交叉，夹捏后颈部，可以保养颈椎、祛内寒。

腰腹是人体的中心地带，腰为肾之府，这里最怕受寒。腰受凉就伤肾，导致腰痛。腹部是人体内脏的聚集区，很多女生爱穿露脐装，这会使腹部受寒，降低腹温。

腰腹有两个保养要点：

一是用腰腹按摩手法：晚上睡觉前先搓腰至发热，再揉小腹，正反各50圈，可以提升腹温祛腹寒。

二是加一个护腰，更起到腰腹保暖的效果。

中医认为脚为肾之根，人的肾经从脚底延伸出来，所以双脚反映着肾的状态，当肾虚时，就会导致双脚浮肿、腿脚无力。当脚受寒凉时，也会沿着经络影响到肾。很多女生在冬天还喜欢穿裙子，要记住冬天千万别“美丽冻人”。

所以下肢一定要注意保暖，多穿一条裤子就可以少穿一件外套。寒从脚底生，当脚受寒凉的时候容易导致肾虚，造成水肿、尿频尿急一类的问题。

下肢的保养要点：

一是注意下肢保暖。

二是温水泡脚。泡脚有两点最关键，泡脚如同煲汤，首先为火候，水温不要太烫，比体温高出4℃就可以，连续泡半小时左右。有的人每次都泡到全身大汗，这样是不对的，会比较伤气，越泡越虚。其次泡脚可以加点“佐料”，寒冷的冬季建议常用姜片或生姜的精油，滴两滴泡脚，有助于驱寒；加点艾叶，可以活血通经络；加点白醋，可以改善皮肤干燥、干裂。

立冬进补不用吃

刚到立冬没几天，接到无数个“十万火急”的电话，原来朋友们一个个上火严重，满嘴的水泡。一问才知道，刚进立冬他们就等不及要冬令进补了。可是他们却忽视了一点，这立冬呀，可还真不是冬令进补的时候，真正的冬令进补常常是指冬至以后。立冬的气候还没有那么寒冷，正是一年中最干燥的节气。俗话说：“干柴烈火，小心火烛。”有补性的食物都有火性，这会儿您但凡吃点补药，或吃多一些肉就会导致上火，这“火上浇油”的事咱可不能干。

怎么办呢，今天咱们就来详细聊聊立冬的时候该如何进补。

首先要记住，中医养生进补有一个基本原则——欲补先清。立冬别着急进补。您要做的是先清理毒素，尤其是您近期正有各种“火”：痘痘、口疮、便秘、口气重、烦躁……又或者您赶紧伸出手来，看一看您的手掌中有没有太多的青筋，所谓青筋就是手掌内侧青紫色的血管，它越多代表您体内的毒素越多。

如果您有这种情况，就别着急进补，快排毒。怎么排毒呢？

我教给您个好方法，既舒服，又排毒，最适合懒人们。

我奶奶有个立冬的排毒小秘方。

用1把艾草，加两小勺盐泡脚。

先用开水闷泡艾草10分钟，然后倒入盐，搅匀兑温就可以泡脚。水量以没过内踝骨为度，水温要热但不要烫，42℃最好。始终保持这个温度，当水凉了就再兑入热的，一直泡上半小时。

第一天泡的时候可以泡透一点，泡到浑身都发出一些汗来，以后再泡只要身体发热、微汗就好了。坚持泡下来可以通经络、降虚火、活气血。

别小看这么简单的方法，这就能让我们全家在立冬都不上火。每天都泡上一泡，立冬的养生就够了。除此以外，您还得知道，立冬有一样东西最补，还不花钱，对了，就是太阳。初冬的太阳不燥不热，而且天气还没有那么冷，最适合晒背，背部是属阳的。一到冬天手脚冰凉、怕冷的女生，可要在上午九点到十点的时候多晒晒太阳，能温煦体内阳气，这也是进补。

看看，这回知道了吧。立冬别着急靠吃来补，有不用吃的补药最靠谱，一是艾草加盐泡脚，二是晒背。记住没，快做起来。

清热美腿的单侧弓式

美女丽洁最近来上瑜伽课时，总是躲到最后面去。这可不像她的性格，因为她的身材极好，瑜伽动作做得也很优美，经常得到大家的赞美，她也乐于每次都站在第一排来展示她的美。

这是怎么了呢？下课一问才知道，原来最近火气很大，冒了一脸的痘痘，这让一贯自信爱美的她极为郁闷，问我有什么瑜伽是去火的。我说这立冬季节呀，确实燥火很重，所以一定要多做伸展拉伸的动作来疏通经络，使体内的火气能及时清理出去不郁而化火。有这么一招很适合，既能梳理经络清郁热，又可以瘦身美腿。

她一听眼睛立刻放光，于是马上开始了学习。

准备动作：趴卧在地面上，身体放松。

1 首先把左小腿弯曲向后抬起来，让右手向后抓握住左脚踝。

2 左手向前伸直放在地面上，目光看左手指尖。吸气，放松身体。呼气时，让右手用力向上拉起左腿，上半身抬起。

这个动作在拉伸任脉的基础上也是一个瘦腿的动作，尤其是对于大腿的脂肪有消减效果。保持3～5个呼吸。

单侧弓式有两个练习要领。

一是注意抬高腿时，髋关节不要外展，要让髋关节压地。

二是头不要太过后仰。

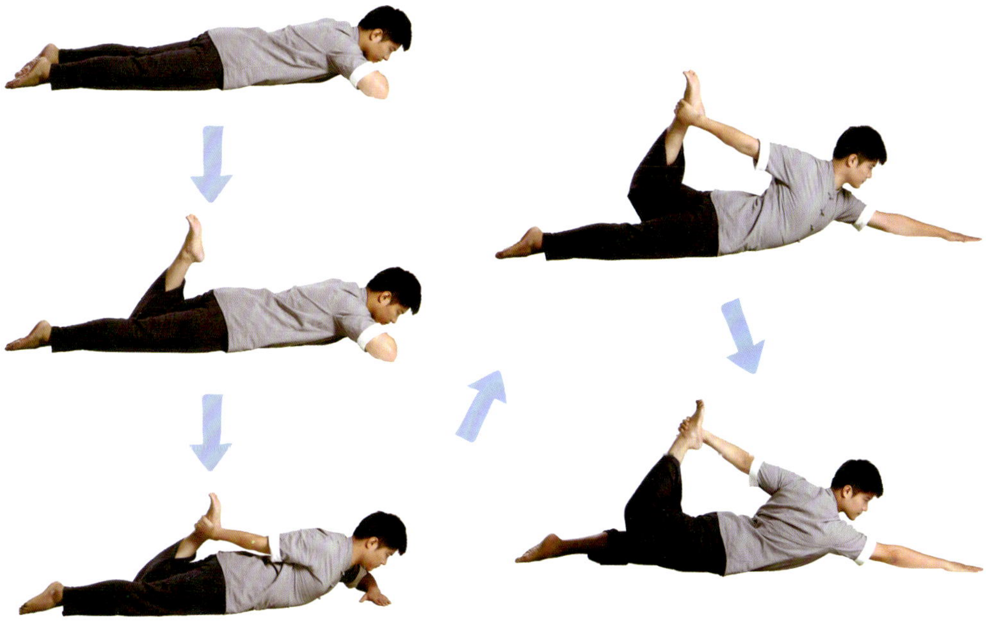

单侧弓式既可清郁热又能美腿。

玫瑰润肤汤

刚到立冬的时候，还不够寒冷，但是依然干燥，首先要保养的就是皮肤，要给皮肤足够的滋润，教给您一个当下的养肤小秘方。

食材准备

玫瑰茄适量，玫瑰7粒，桂圆肉5克，枸杞3克，蜂蜜适量。

做法

1. 将玫瑰茄、玫瑰、桂圆肉、枸杞放入杯中，开水闷泡10分钟。
2. 待水温后加入蜂蜜。

每天下午喝上两三杯，可以补气、活血、祛斑、滋润皮肤。

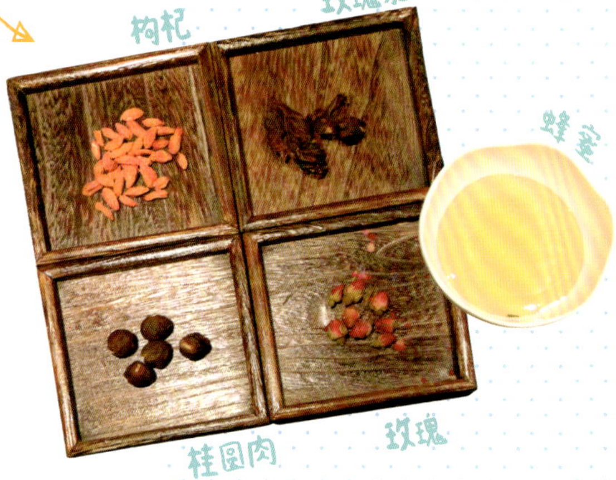

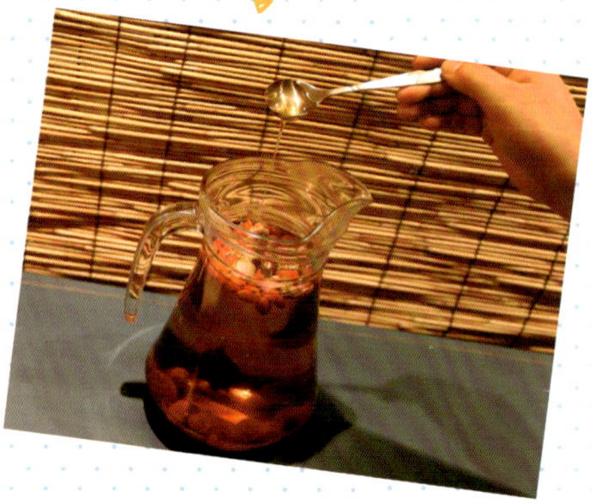

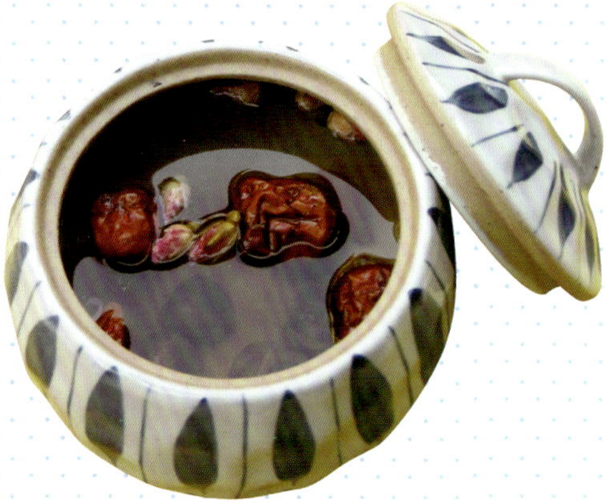

小雪·清火

Light Snow

小雪开始，逐渐有些冬日的景色了："荷叶已无擎雨盖，菊残犹有傲霜枝。"这时气温可下降到零摄氏度以下，有些地方都开始降雪了，但雪量不大，所以称为小雪。

因为开始下雪，之前的干燥逐渐缓解，我们肠胃的功能逐渐提升，身体在为冬令进补做准备了。天气越冷，越需要补充热量，但可千万别着急，这个节气还不能进补。因为前段时间的干燥导致很多人体内火气很重，因此欲补要先清，只有清理干净身体的毒素、内火，才能补得充分。立冬时迷罗教给大家一些清火排毒的方法，小雪再接再厉一鼓作气，把内火清理干净，就可以放心地大快朵颐，不用担心长肉肉、冒痘痘了。

小雪美丽功课

冬天通便有秘方

小雪这天，还真下了点雪。女人们个个都赞叹了一番美丽的雪景，偏偏学员刘芳大倒苦水："哎哟，总算盼来下雪了，可怎么就只下这么一点点……"

大家都很奇怪，这是什么意思呀？

原来，之前天气干燥，再加上喝水少，导致她便秘了很长时间，就盼着快点下雪别这么干燥了。她苦着个脸说："老师啊，您说过一天不大便，等于多抽两包烟。我这便秘都快一个月了，都抽了好几条烟了，可怎么办呀？"

大家纷纷给她出谋划策，这个说刮痧吧，那个说吃排毒药吧。我赶紧叫停："你们可别乱开方啊，这大冬天的，体内本身就寒，而所有的排毒药都是凉泻的，很伤身，不能乱吃。"

刘芳脸更苦了："这怎么办，难不成就让我一直便秘下去呀？"

我说："别着急，我有秘方，既能通肠排毒，还能温经络、补气，补泻平衡不伤身，最适合给你用了。"说着捣鼓一通做出一个小药饼来，告诉她回家敷在肚脐上，结果当天晚上就接到她兴奋的报喜电话："通了，通了，太神了！"

什么秘方这么神奇呢？

就是豉姜通便贴。当您肠胃气虚时容易便秘，经常用此药贴，可以温通肠胃、祛寒补气、通便。只需将生姜1块、带须的葱白1根、淡豆豉两小勺、食盐1小勺放在一起，捣成泥，捏成小圆饼，烤热后贴在肚脐上，或者将药饼放于肚脐，用热水瓶温敷。

清洁经络呼吸法

今天刘芳一进门就说："老师，你那个通便贴好好使呀，我才用了两三次，排泄就通顺了。那我是不是可以开始准备进补了？"我说："先别着急，这肠道虽然是清理了，可是毒素不是只郁结在肠道，它们还郁结在经络里。”

经络才是排毒最有力的工具，经络通则百病不生。刘芳百思不得其解：“老是听你讲经络，可是我们也看不见摸不着的，该怎么去清理呢？”

既然经络看不见，我们就用看不见的方法去清理。这个方法就是瑜伽中很经典的一种呼吸方法——经络清洁呼吸法。

鼻子是呼吸器官，呼吸就是它的本职工作。它还可以作为女人美容与保养的秘密武器，掌握了正确的呼吸方法，就能保养于无形之中。

瑜伽里面就有这么一招特殊的呼吸方法，可以疏通身体的经络，清理身体的杂质，起到净化的效果，只需要短短几分钟你就会感受到呼吸的魔力，它还能带来内心的安宁和放松。

当我们在工作中感到劳累了，就暂时停下工作。把背部挺直，身体放松，抬起右手，手心向着面部，让食指中指并拢，让拇指放在右鼻翼旁边，无名指和小指放在左鼻翼旁边。

手势摆好了，闭上眼睛吧，开始给心灵按摩。首先让拇指用力去压住右鼻孔，使它不通气。用左鼻孔深长吸气。吸足气以后，同侧的无名指和小指压住左鼻孔，让右鼻孔呼气。呼完气后，继续用它吸气，当吸足气，压住右鼻孔，松开左鼻孔呼气，这样交替练习。

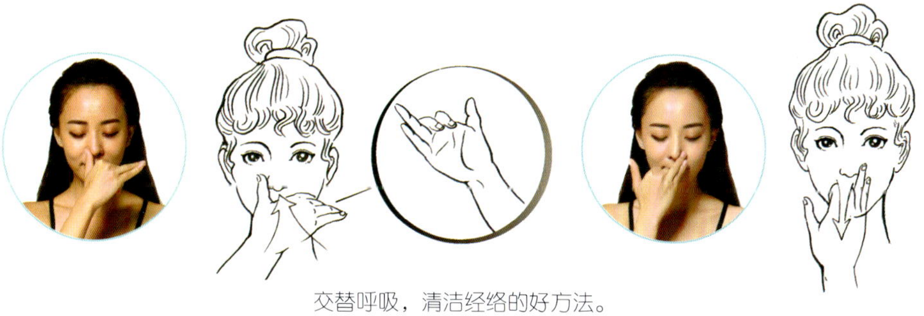

交替呼吸，清洁经络的好方法。

提升运化能力的莲花扭转式

刘芳自从做经络清洁呼吸法以来，感觉身心清爽了很多，这天下课问我："老师，我这肠道也通了，经络也清洁了，是不是也该进补了呀，我都憋坏了。"我很是抱歉地对她笑笑："还是不行呀，这排毒功课做好了，还有一步得做，那就是要打开吸收之门。"她一脸绝望地说："我的妈呀，看来这冬令进补真不是件容易的事。"我赶紧安慰她："就差这最后一小步了啊。"

好在之前教给她的小方法都见到了效果，这才能一直坚持下来，要不以她馋猫的个性，早憋不住去大吃了。

那最后一步差在哪儿呢？就是健脾胃。进补需要脾胃来运化。如果脾胃不好的话，补了也白补。所以这段时间建议大家保持适度运动，平时多做这个简单的瑜伽动作——莲花扭转式，可以扭转脊椎，温柔地按摩到脾胃消化系统，提升运化功能。

这是个非常简单和轻松的动作。

1 双腿自然盘坐，把脊椎挺直。左手扶住右膝，右手向后扶住地面。吸气时把脊椎伸直，呼气时，身体逐渐向后侧扭转，保持一定时间。

2 换左侧做同样练习。

在扭转身体的过程中，能伸展到围绕身体核心的带脉，提升带脉的气血，增强它的收束力，给内脏更好的保护，同时按摩到腹部消化系统，提升运化。保持5～10个呼吸。

这个动作有两个要领。一是注意两个肩膀尽量放松下垂。二是在每次呼气时，尝试将身体尽量扭转。

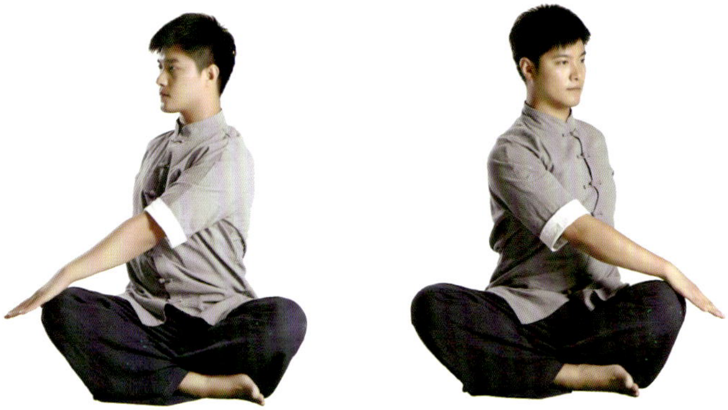

扭一扭，温柔按摩脾胃消化系统，提升消化能力。

白玉清肠水

中医养生有个原则，叫欲补先清。要想进补，先得清理体内的垃圾，所以小雪得排毒，排毒有个东西最靠谱，是什么呢？走，我们菜篮子里找去。

食材准备

白萝卜半根，姜1小块，两勺蜂蜜。

做法

1. 白萝卜半根洗净，切成小块，姜切出3小片，加入适量清水。用榨汁机榨成汁。
2. 兑入两勺蜂蜜。

小雪节气时每天1杯，超级排毒哦。

材料

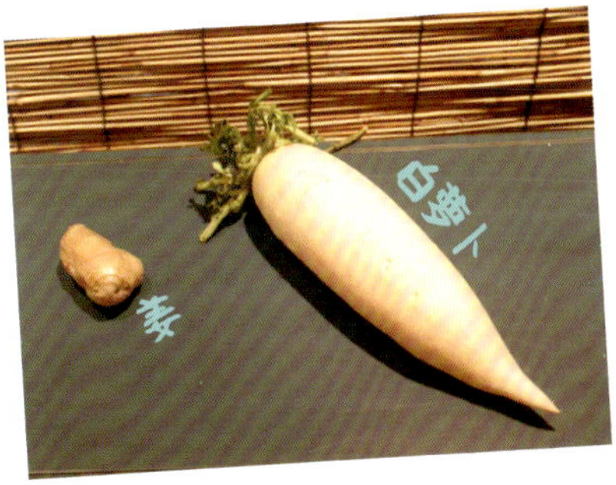

成品

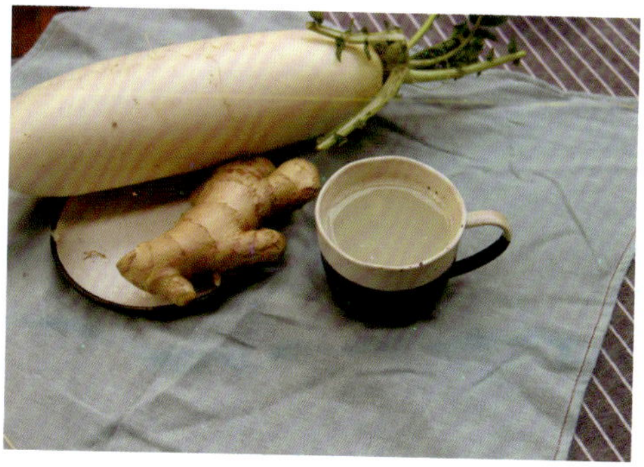

大雪·温阳

Heavy Snow

大雪至而雪盛，天气更冷了。瑞雪兆丰年，老话讲：“今年麦盖三层被，来年枕着馒头睡。”下点雪，农民伯伯们是很喜欢的。可是对于体寒的人来说，这个节气就不讨人喜欢了，因为体内寒气重或者阳气虚，导致身体手脚冰凉、畏寒怕冷，待在屋子里都冷，更别提到外面去了。

其实这真不能怪天气，实在是因为自己平时不好好保养，伤了阳气受了寒，所以到了这时要抓紧做些功课驱寒温阳。

另外，如果前面两个节气大家有认真地做排毒的功课，这会儿就可以开始进补了，但是如果您依然内火很重，就得踏踏实实排毒，别着急。

大雪美丽功课

对号入座测内寒

前面我们讲到了导致肥胖主要有寒、湿、热三个“坏东西”，谁都想瘦得快、瘦得健康，那减肥就一定不要盲目，每个人都要找准自己的“病根儿”，从根源上解决问题才是最好的方法。

迷罗已经给您揪出了导致肥胖的三大元凶，您可以对号入座，看看自己属于哪一类，然后“集中火力”，把它们“连根拔除”，就可以享“瘦”自由了。

今天我们来重点说一说导致肥胖的重要元凶之一——寒。

脂肪的功能是用来提供热量御寒的。现在外环境对我们的影响不大，因为冬天有暖气、有空调，出门有车，大家挨冻的机会不多。真正的寒来自于内在，生活不规律、饮食不注意，例如熬夜、喝冷饮、吃冰激凌等行为都会熬伤体内阳气。阳虚则寒，当内寒丛生时，寒则淤，导致机体对于各种毒素的代谢减低，都堆积在体内，形成肥胖。以前常说胖人不怕冷，但这种胖人就不行，因为内寒，所以不但怕冷，而且手脚也偏凉，内分泌失调。

如何判断体内有寒呢？一起来检测一下。

- ☐ 经常虚弱，容易疲劳
- ☐ 手脚冰凉，怕冷
- ☐ 容易腹泻，喜热
- ☐ 月经总迟到，常有血块，易痛经
- ☐ 腿脚容易水肿
- ☐ 下肢容易无力、酸麻，易犯腰痛
- ☐ 晚上爱起夜

以上情况占两样就要“恭喜”您了！

揪出内寒元凶

熬出内寒

这寒是怎么来的呢？首先是您自己熬出来的，熬什么？熬夜呗，在中医养生看来，子时觉至关重要。晚上11点前要进入睡眠，因为子时一阳生，是讲这个时候阴气盛到极点，有一点阳气初生，所以这是阴阳交接班的时间，又是一点阳气发芽的时候，这只有在睡眠中才能顺利进行。您这会儿不睡觉，就是把阳气之苗一棒子打死了，长此以往，阴盛则阳虚，阳虚则寒。

穿出内寒

这点不用多讲，您懂的。道理都明白，可很多女性就是架不住那颗爱美的心，于是乎，想美丽就要“冻”人，穿着短裙、露脐装、露背装，够性感吧，也够冻人，而且您看通常露的这几个部位，偏偏是最怕受寒的。肩关节、膝关节就不用说了，这都是人体薄弱之地，最受不得风寒、更要命的是颈背和腰腹，小腹为元气的中心，身之重地；腰为肾之府；颈背属于一身阳经之总管——督脉的位置，这些地方露着，您不受寒才怪。

吃出内寒

这个您更明白了，都是吃寒冷食物惹的祸，雪糕、冰棍、冷饮，多少女生的最爱。现在的女孩子呀，内火都大，有内热加上架不住冰激凌的诱惑，就不分时候地来一个。却不知道，很多情况下这种内火都是因为内寒导致的虚火，但大部分女生不懂这个，觉得热就想吃凉的，想吃就吃，于是内寒就吃出来了。

虚生内寒

我们常听一个词儿——脾胃虚寒，这个虚和寒是相辅相成的，内脏一虚，功能与活力下降，内寒就会从生。压力的增大、生活节奏的加快，都是对能量变本加厉的消耗，您又不注意养，耗大于养，您的身体就虚了，内脏一虚，运转慢了就滋生出内寒。

懒生内寒

动为阳，静为阴，生命在于运动。只有常运动，新陈代谢快，气血运行能力强，周身经络才能不淤不堵，而现代人最缺的就是这个。在家歇着，出门坐车，上班一坐坐一天。运动少，气血运行能力就弱，内脏功能减弱，则寒从内生。

外寒伤身

这个外寒就是指外环境的寒，比方说秋冬气温下降，天气寒冷，您穿衣不注意，就容易受寒。但有意思的是，现代人其实更多是在夏天受的寒。

夏天哪儿来的寒？当然是空调。现在不像旧社会，基本上人人都能吃饱穿暖，您看冬天有羽绒服、保暖内衣等，人们一个比一个穿得暖，谁都不会让自己冻着。而且冬天人体是闭关自守的状态，阳气沉伏于内脏，毛孔闭合，再加上穿得多，风寒不容易吹进来。夏天就不一样了，天热呀，人体的毛孔就得张开，这是本能，要向外散热。这毛孔张着，您又待在空调屋里猛吹冷风，这时身体连个“把门的”都没有，寒气就“大摇大摆”地进入体内了。

驱寒是第一要务

朋友们都看到了吗？寒底儿就是这么被自己养成的。寒邪淤在体内，并且无力排泄毒素，身体为御寒堆积脂肪形成肥胖，要想驱寒就要首先避免上述不良习惯。您把这些坏毛病都改掉了，我们再说怎么调。

怎么驱寒呢？中医老先生告诉我们驱寒第一良法乃是艾灸，买好一点的艾条，切一片姜，用牙签戳几个眼儿，放在肚脐上用艾条点燃温烤15分钟，然后再在三阴交、足三里两穴位处各灸10分钟，每天1次或隔天1次，若您能坚持，这三穴足矣。除经期和孕期以外都可以做一做。

吃点什么呢？其实有很多，但一定不要漏下姜这个驱寒的好东西。生姜我们家里常吃，这个东西辛辣、性温、色黄，能温通生发脾胃之气，但它有生、干之分，生姜善于清理经络脏腑中的阴浊之气，而干姜则擅长温化脾胃去寒湿。可以用干姜、红茶各3克，开水闷泡10分钟，一周喝上2～3次，但您记住了，“上床萝卜下床姜”，所以尽量上午喝呀。

三角侧伸展，强健脾胃

前面我们讲过欲补先清，可是还有下一步更重要，就是进补先健脾。怎么健脾呢？

教给您一个瑜伽动作，让脾胃好好地运动一下。

这是一个非常舒展优雅的动作，可以增强腿的力量，提升肺活量，缓解颈肩疲劳，轻柔伸展经络，强壮脾胃经，提升脾胃运化功能。

1. 两脚分开至两肩宽。
2. 首先练习左侧，让左脚外转，右脚尖稍向内扣，双手平举在体侧，看左手。
3. 然后把左腿弯曲，尽量使身体保持在一个平面内。
4. 这叫战士式，保持1～3个呼吸，屈左肘，用肘尖抵住左膝，右手向左上方伸展，面部朝向右肩的方向，保持5～10个呼吸后，换右侧做同样练习。

伸展时尽量使被伸展的一侧保持在一条直线上。如果身体感觉吃力，可以把腿抬高点。

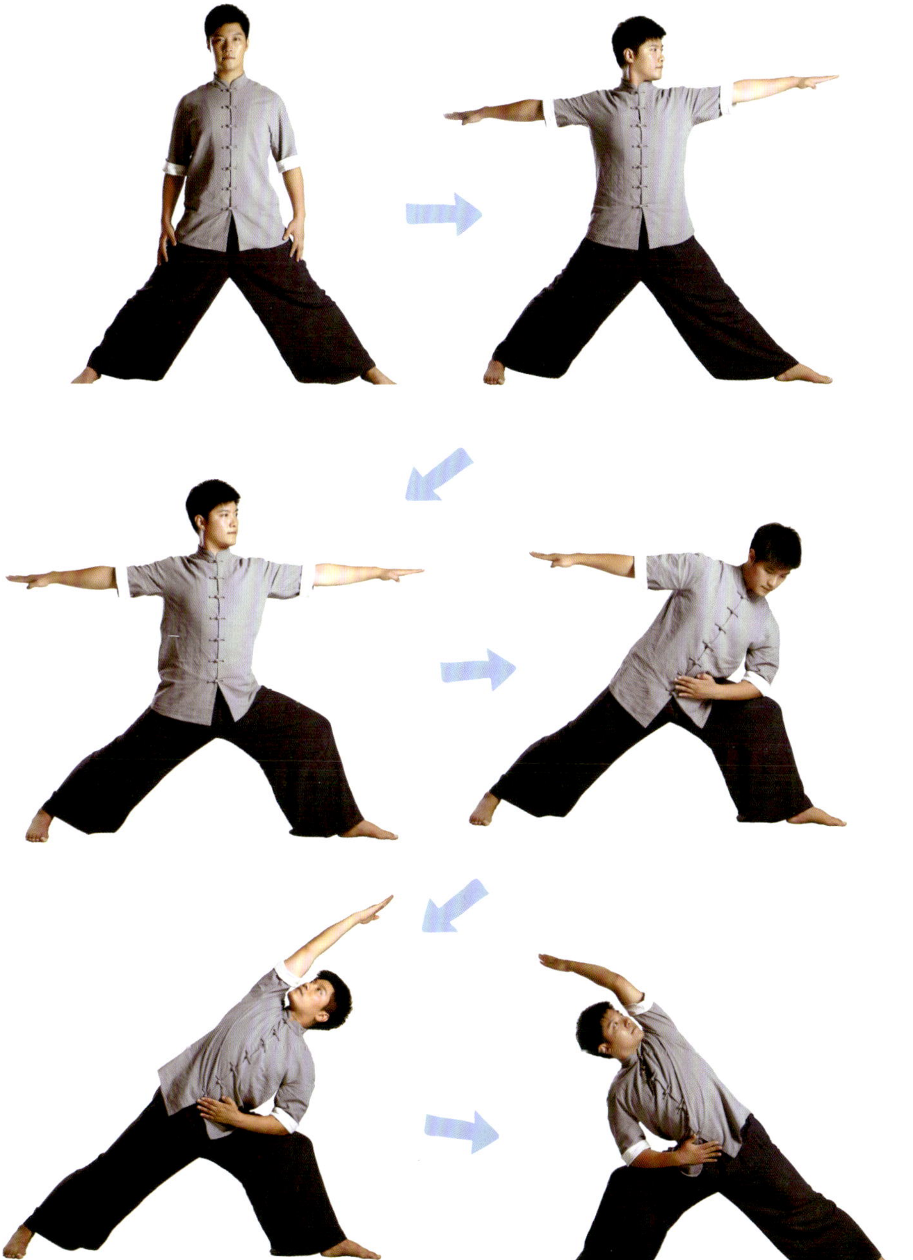

一起来让脾胃好好地运动一下。

自制防脱发、乌发的美味汉堡

大雪纷飞，天气寒冷了，该进补了，大雪节气正是冬令进补的开始，补什么呢？当然要以补肝肾为主，养足肝肾对于女人来说有重要的养生与美容作用，更可以拥有一头乌黑亮丽的长发。推荐给您这个小秘方，简单、省事、好吃，养生汉堡，这应该算是独一份，试试吧。

食材准备

炒黑芝麻与制首乌各250克，加工成粉。

做法

1. 将黑芝麻与制首乌粉混合在一起，用密封器皿保存。
2. 每次取30克左右，用蜂蜜调和，涂于面包上夹着吃。

每天早晨来一个，能补肝肾，养发乌发，防止脱发，药味难免有一点，但是有黑芝麻和蜂蜜配合，也是蛮香甜的哦。

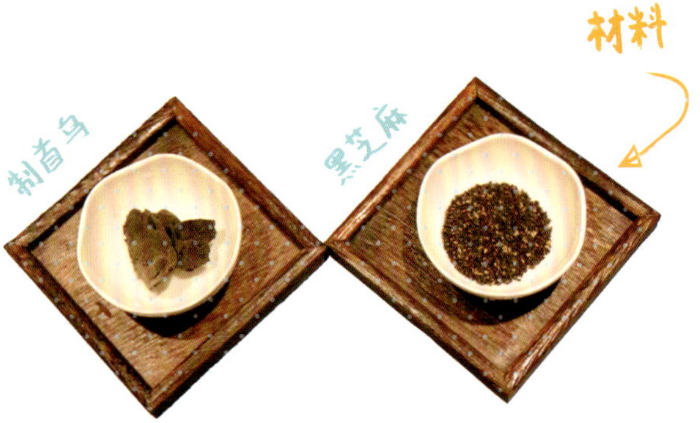

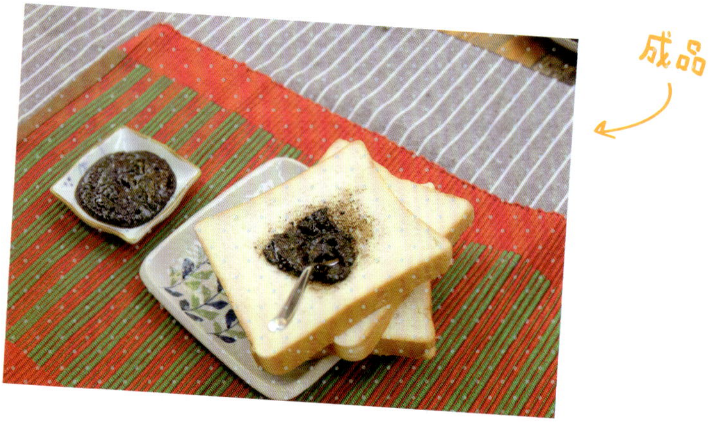

冬至·培阳

Winter Solstice

冬至是一年中最特殊的节气，在这一天之中，我们会发现白天达到最短，夜晚达到最长。中医认为，白天为阳，夜晚为阴，所以冬至是一年中阴气达到极致的时候。阴阳有一个规律——物极必反，阴到最高点的时候，开始转阳了。这时是冬至一阳生，有一点阳气开始发芽了。可别小瞧这一点阳气呀，这可是明年一年的阳，在它刚刚发芽的时候就要好好培养，对保养身体具有很重要的意义。

冬至后的上午，抓紧敲一敲您的大腿外侧，也就是外裤线的位置。稍用力，自上而下地敲10分钟，一定要敲到身体发热。胆主升阳，这个节气是阳气升发的开始，敲敲胆经，有助于升阳，使明年有活力。

中医养生认为冬至养一年。冬至养好了，明年一年都会有好状态。会养生的人真的是一年比一年更健康的哦。

那冬至既然这么重要，该怎么养呢？

冬至美丽功课

分清体质再吃补品

冬至是冬令进补的最佳时期，这时天气寒冷，人体的脾胃吸收之力旺盛，最适合吃一些进补的食物，所以大家隐忍了好久的食欲现在终于可以释放、大快朵颐了。

还记得前面讲的那个女生刘芳吗？

她认认真真按照我们讲的功课先清理了身体的毒素，然后又强健了脾胃运化，到了冬至这个节气放开了吃，果然也没再长痘痘。但是问题又来了，虽然她脸上没长痘痘，但是口腔溃疡了，这就又十万火急地跑来咨询我。

我问她最近吃的什么呀，她说当然是冬至进补首选的羊肉锅、人参煲一类。我拿了一份表格给她，她一对照，发现原来自己属于阴虚。我说："你是阴虚，身体本身就容易内热，你还吃太多羊肉、人参这类热性的食物，肯定会引起溃疡。"这进补最关键的就在于分清体质，搞明白自己缺什么，再补什么，这才靠谱。

您是什么体质呢，也来填一下这份表格吧，看清自己，才能补对。

	表现	调理方法	适合吃的食物
阴虚型	□手脚心热 □容易渴 □烦躁 □一阵一阵地发热 □皮肤干 □睡着以后爱出汗 □嘴巴干 □失眠多梦 □咽喉干	滋阴	银耳 荸荠 百合 燕窝 小米 梨 藕 蜂蜜

	表现	调理方法	适合吃的食物
阳虚型	□手脚冰凉 □有黑眼圈 □怕冷 □容易浮肿 □腰腹发凉 □尿频尿急 □抵抗力差 □易疲劳 □不爱食凉	温阳	羊肉 韭菜 姜 茴香 肉桂 坚果

	表现	调理方法	适合吃的食物
气虚型	□犯懒疲乏 □虚胖 □四肢无力 □多吃食物容易腹胀 □面色发黄 □容易犯困没精神 □肌肉松弛 □眼睛容易浮肿 □胃口下降	健脾补气	山药 玉米 红薯 南瓜 小米 花生

	表现	调理方法	适合吃的食物
血虚型	□面色苍白 □头晕 □口唇淡白 □健忘 □指甲苍白 □脱发 □神经衰弱 □手脚冰凉发麻 □四肢无力 □头发枯燥发黄	健脾养血	红枣 黑木耳 枸杞 黑芝麻 红豆 制首乌 桑葚

进补全靠消化好

冬令进补自然免不了大吃一顿。冬至之前，学员小陈就跟我说：“我早就订好了冬令进补的大餐计划，为了能美美地吃喝，已经买了好几盒健胃消食片在家备着。”

我说：“这吃吃喝喝本是件挺愉快的事情，只是要有个度呀，不要因为一时的口腹之欲伤了肠胃，再跑医院可不值得。”

所以，迷罗从经络里挑出几味“健胃消食片”给您，让您吃得香甜，吃得健康。这几个穴位的功课您多去做一做，可以加快肠胃消化与代谢，减轻肠胃负担。

一共三个穴位同属于心包经。从中指指尖沿着手心向上走，就在这一段上，有三个穴位能提升心火，帮助消化。

第一个是劳宫穴，劳宫穴在手掌心的位置，简单的找法是我们把手握成拳头，中指指尖点到的位置就是。这个穴位在五行属火，能提升心火能量，能促进心血循环，能改善精神紧张，是个减压的常备穴。

第二个叫大陵，这个穴位在五行属土，对应着脾胃，是心包经上一味很经典的“健胃消食片”，可以降胃火、去心火、提升胃动力，脾胃不和、消化不良等问题都可以通过这个穴位来调。它在手掌根，腕横纹的中点。

第三个就是被称为“三大长寿保健穴”之一的内关穴。它在大陵穴向上量三横指的位置，在手腕两根筋的中间，能宁心安神、宽胸理气、调和气血、疏通经络。

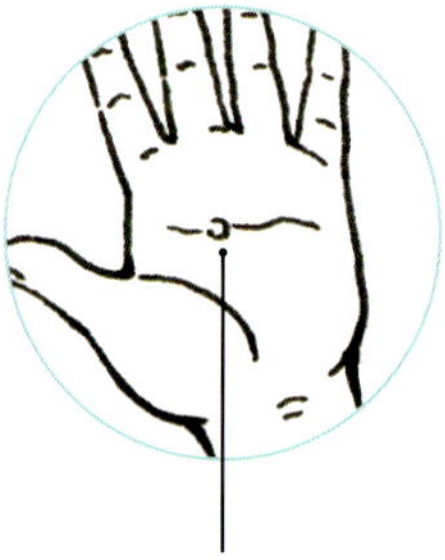

解压常备穴——劳宫穴

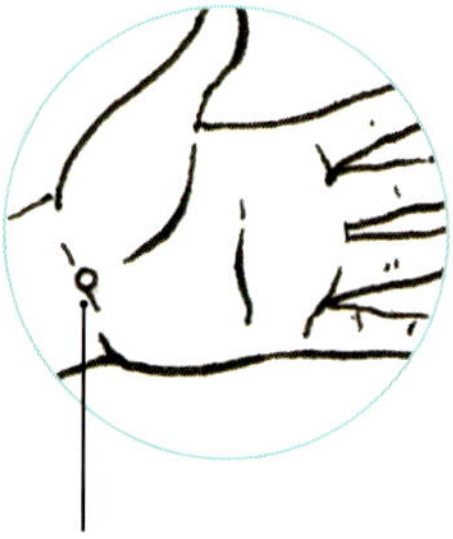

健胃消食穴——大陵穴

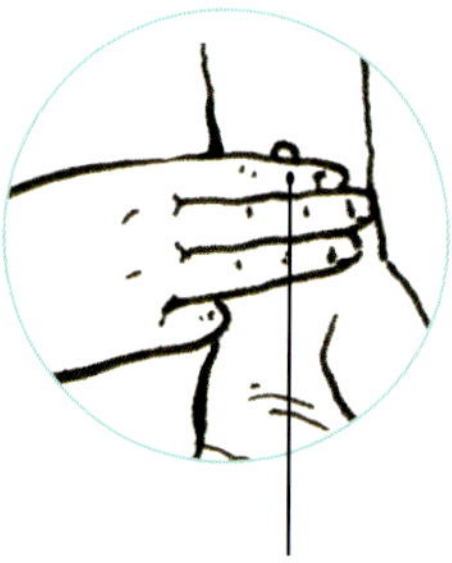

长寿保健穴——内关穴

刺激这三个穴位，迷罗有一套小动作，叫“摩拳、擦掌、扣手腕”。吃大餐之前，第一道菜端上来，先摩拳，就是用一只手握成拳头，用拳面顶住另一只手的内关穴，左右旋转地摩擦来刺激这个穴位。

第二道菜上来，双手相互摩擦至发热，来激发到劳宫穴。

第三道菜上来，十指交叉，掌腕相扣，来刺激到大陵穴。

这三个穴位一发热，心包经的功能提升，心火升旺到胃土，这好胃口就来了。您猜第四道菜上来该干吗？快点动筷子啊，呵呵。

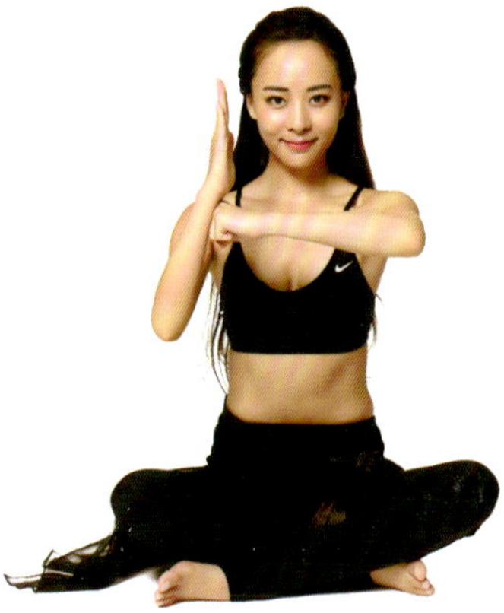

摩拳。

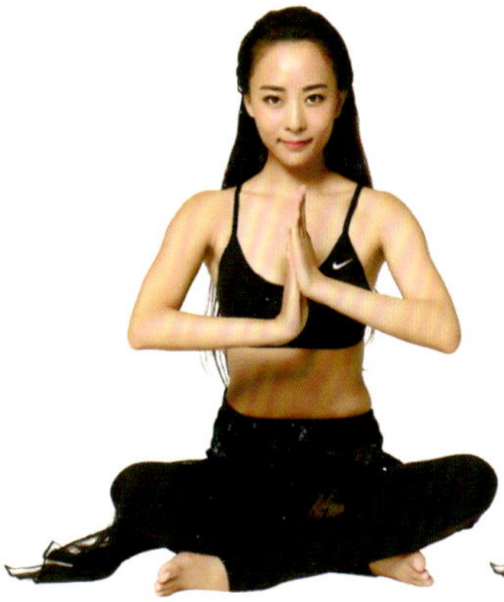

擦掌。

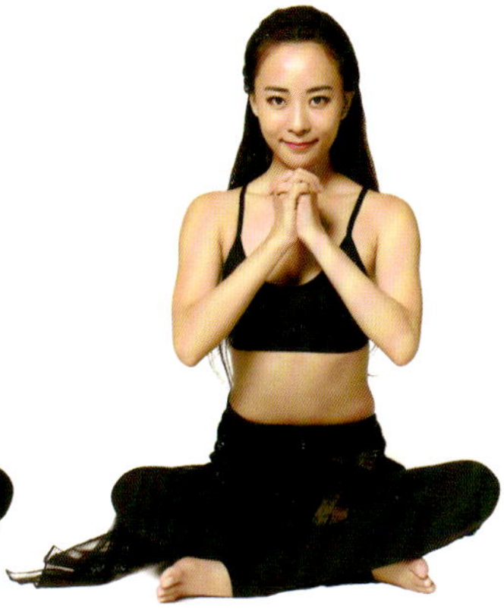

扣手腕。

三角扭转式，扭一扭更畅通

冬至的瑜伽练习，小美发现了一个规律：“老师，我发现最近冬至的瑜伽课上我们的练习，增加了各种扭转的动作，是什么缘故呢？”

我称赞她的细心，并解答道：“冬至要进补了，进补主要靠的就是脾胃，增加各种扭转的动作可以很好地按摩脾胃消化系统，提升脾胃运化能力，这样才能更好地吃，更顺地补。”

因此在冬至节气，如果您不能经常到瑜伽馆去练习的话，就多做这个动作——三角扭转式，它可以帮助我们提升脾胃运化之力。

这个动作能加强按摩到我们的内脏和带脉，尤其是带脉已经无力，

“游泳圈”凸现的女士要多练习。

❶ 让我们俯身，手掌撑地在脚的两侧，把左脚向后撤一大步。

❷ 左脚掌蹬住地面，前面的右腿适当弯曲，将右手向上举起，身体反方向扭转，目光向上看指尖，保持3～5个呼吸，然后换另一侧做同样的练习。每侧动作停留保持3～5个呼吸。

要点：如果紧张时，可以把后面的腿适当弯曲或者膝盖着地。适度伸展，不要用蛮力。

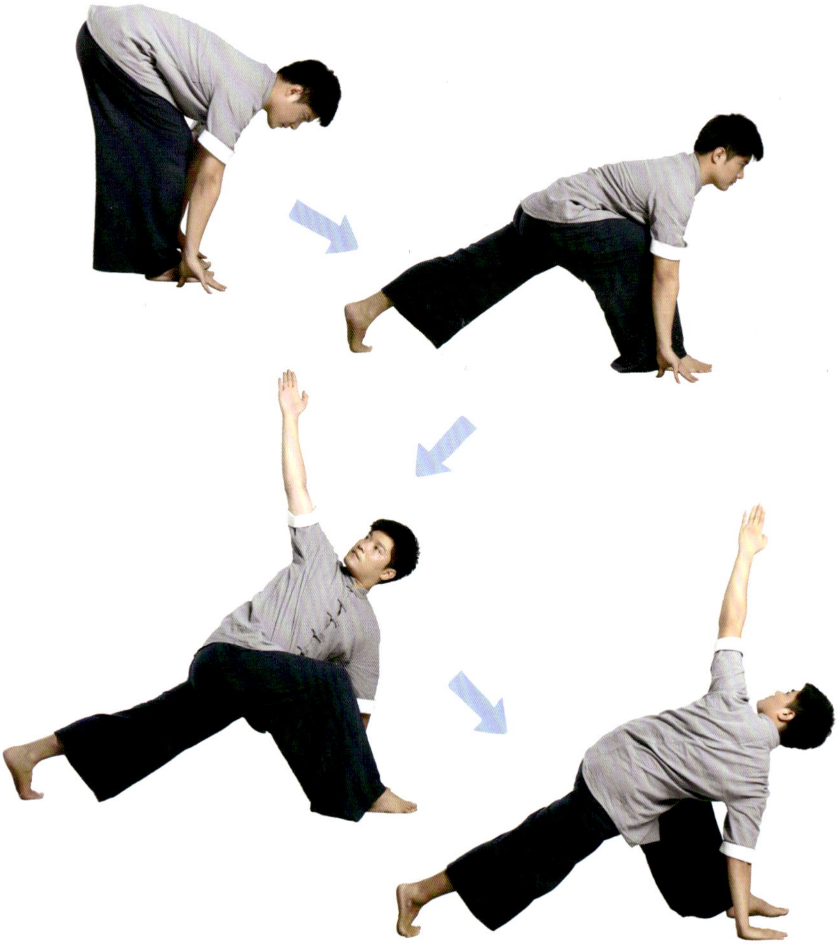

三角扭转式，让我们更好地吃，更顺地补。

气血双补蜜膏

冬至是个做“吃货”的好时节，因为冬令进补嘛，是这一年中最需要靠吃来补的时候。大家终于可以放开肚子大快朵颐了，吃什么东西最补呢？什么食物好吃又“好补”呢？给您推荐一个气血双补的好东西，甜甜蜜蜜的滋补，最适合女人。

食材准备

当归10克，黄芪35克，蜂蜜500克，3碗水。

做法

1 将当归、黄芪放入砂锅，加水煮，大火煮开以后，小火慢熬，直至浓缩成小半碗浓汁。

2 晾凉后兑入蜂蜜搅匀，每天早晚各两勺冲水喝。

气血双补的蜜膏，是不是很喜欢呢，快去和闺密们分享吧。

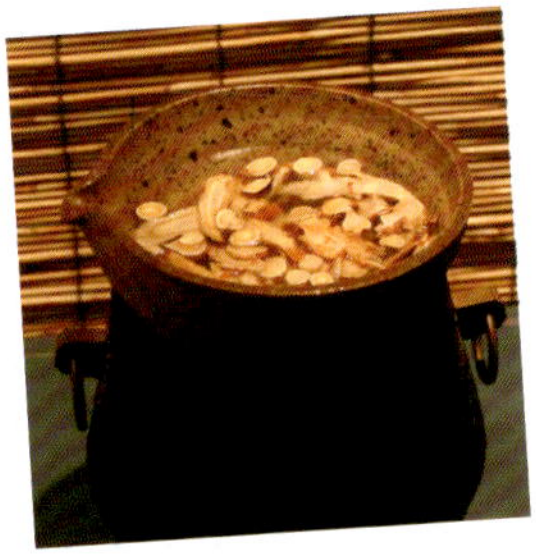
过程

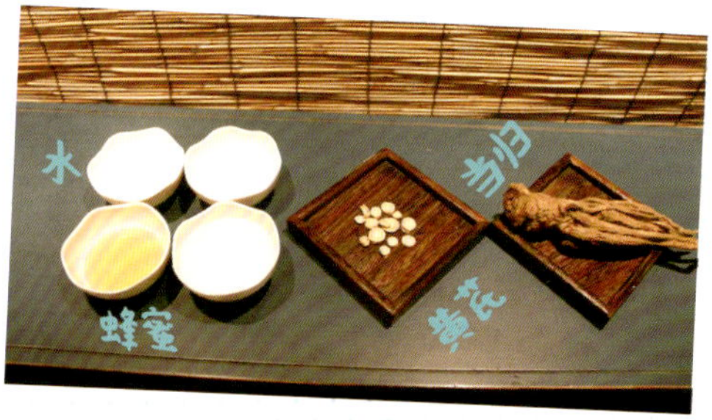

材料

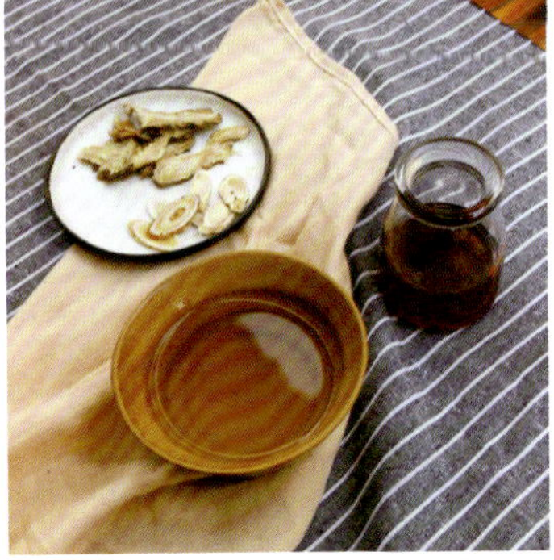
成品

小寒·养阳

Lesser Cold

小寒给我的印象就一个字——冷。俗话说："小寒胜大寒。"咱们常说的"最冷不过三九天"就在小寒这个节气上，这个节气我们最该干吗呢？你一定能猜到，对，就是防寒。然而凡事要找病根，寒的根源在于阳虚，阳气指的是身体内在的热能，热能少了，阳气自然就虚了，阳虚则寒。

因此小寒的功课，一定要养阳，阳气就如同天上的太阳，能温煦体内的气血和内脏。阳气一虚，内脏机能就会下降，活力就会减退。如何才能养阳呢？快来学习小寒的功课吧。

小寒美丽功课

防寒养阳冬日暖

这天下雪，碰见学员小芳，见她穿着厚厚的羽绒服正在那儿跺脚，她见我只穿了一件薄薄的棉服，立马眼睛一亮："哈哈，老师，你看看你，每天都教我们要注意防寒保暖，你自己却穿得这么少，不养生了吧？"

我说我不冷，所以不用穿那么多。她不相信："怎么会不冷呢，下这么大的雪。"我伸出手给她一摸她才信，原来我的手是暖暖的，她好羡慕。我说："别愁，我教给你单衣都能过冬的秘诀。"

多穿一条裤子就能少穿一件外套

首先要记住第一点：寒气都从脚底生。寒气是从下半身进来的，养生最重要的经络都在腿上，如果能保护好腿脚就能很好地防寒。

花椒御寒

以前家里老人说过一个单衣过冬的小秘方，每次出门之前用上，很快全身暖暖的，穿很少的衣服都不冷。方法很简单，拿一小把花椒用干锅炒热，趁热用小布袋包好用膏药贴在肚脐上。

擦穴温阳

如果您觉得炒花椒麻烦，那就再教您一招小秘诀——擦穴温阳法。

首先将双手勾起来，背面手腕的最高点叫阳池穴，让两个阳池穴相互摩擦至发热。然后再把两个手掌跷起来，让两个手腕的内侧——内关穴（掌腕横纹向下量三横指）相互摩擦至发热。

一共两个步骤，每步2～3分钟，这两个穴位一旦搓热，很快全身就会发热，出门也不会觉得那么冷了。

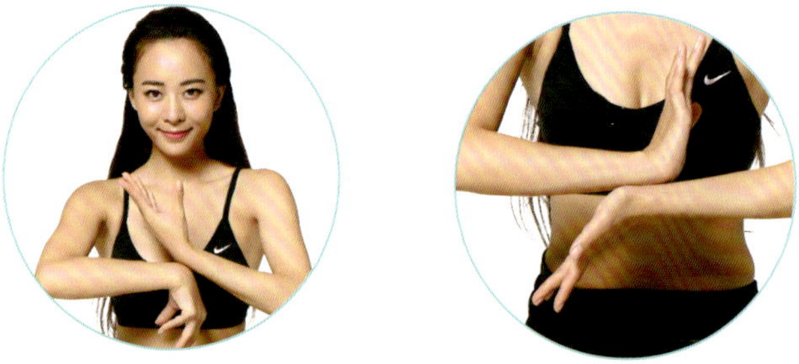

搓热这两处，全身暖洋洋。

一条毛巾温阳补肾

养生先要养成好的习惯，然后这些习惯构成健康的生活方式。习惯的养成首先需要方法便捷，我们才好坚持。

我在近期的电视节目录制中，讲到一个小方法，简单有效又实用，每天3分钟就可以温补肾阳又减肥。

一条脊椎两个肾脏，如同汉字里的竖心旁，这构成了我们身体阳气系统的发源地，阳气不足时就会表现出腰凉腿冷、腰酸背痛、疲乏无力等症状，如同机器缺少了电能而运转无力。

如何补养肾阳？肾喜温恶寒，所以补肾需要温度。腰为肾之府，常把腰部搓热就是一个补养肾阳的好方法。

但实际搓时我们就会发现，因为腰在后面，搓起来不太方便，常常是腰还没热手臂就酸累了。

迷罗教您一个妙招，只要一条毛巾就可以轻轻松松搓热腰部，温阳补肾。

1. 准备一条毛巾。
2. 从身体的后面，双手握住毛巾两头，将毛巾横在腰间，高度在命门（后腰中点，和肚脐在同一高度）位置，贴近腰部，双手来回拉动毛巾，几下就会发热，搓半分钟为1组，共搓3组，每组之间休息半分钟。这样腰部就会热透。

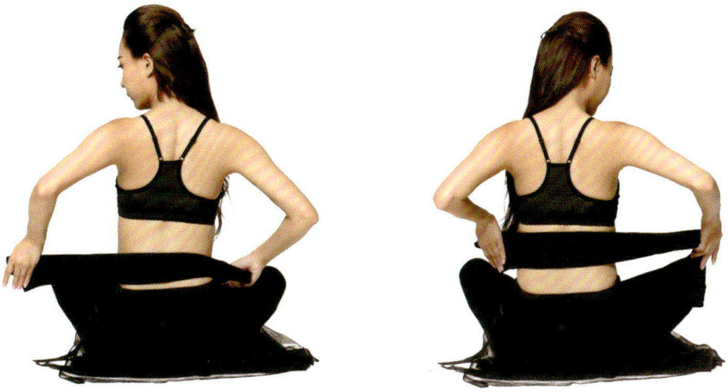

搓一搓，功能多多。

这样的动作有什么作用呢？它能疏通气血、缓解腰部疲劳、改善腰肌劳损、激发带脉、瘦腰收腹，温阳补肾，适用于手脚冰凉怕冷者。

通督脉、养阳气的猫伸展式

这天瑜伽课上，我讲到养阳气，小丽马上高高举手：“老师，我阳气补的可好了呢，每天都来一个羊肉锅，是不是就算做到功课了？”

我回答道：“倒是也可以，但如果只靠吃，效果还是有限。”

首先静为阴，动为阳，养阳必定要运动，老话讲“冬练三九”，所以我们要做的就一个字——练。练什么呢？瑜伽呀，能活动到筋骨又能按摩到内脏、拉伸到经络，还有什么比这更好呢？

除了吃羊肉锅之外，我教给大家一招瑜伽补阳招式——猫式。

这个动作以脊椎的上下活动为主，而脊椎上运行着一条最重要的补阳经脉——督脉。这条督脉相当于人体阳经的主管，总督一身之阳，所以要想解决问题当然是找“一把手”才好。

这个动作就像小猫咪在伸懒腰一样，能锻炼到脊椎，疏通到督脉，而且没有难度，非常适合没有瑜伽基础的女士们练习。

1. 首先让我们像小猫咪一样，双膝跪地，双手撑地，双膝和双手之间各打开一个肩膀的宽度。让我们的身体放松，脊椎和地面平行。

② 吸气时，抬起头，抬起臀部，腰椎向下压。呼气时，模仿猫咪伸懒腰一样，把背向天花板拱起来，同时低头，收紧臀部。反复练习5～10个呼吸。

③ 注意速度不要太快，把呼吸放慢延长，让动作配合呼吸，整个过程不要憋气。

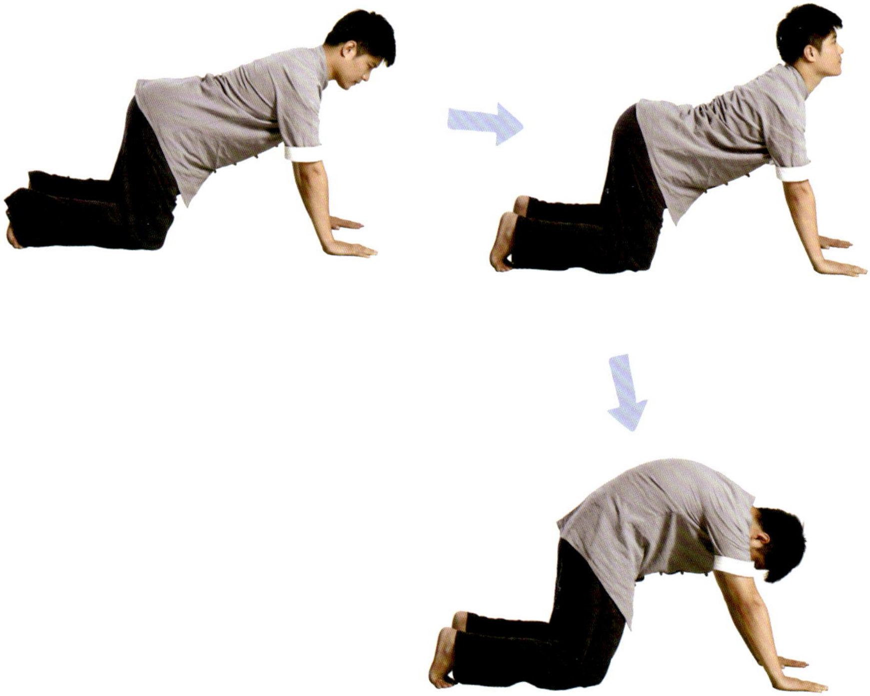

学习小猫咪练一练，轻松养阳气。

治痛经的鸡蛋

瑜伽课上常有女生请假，多因“大姨妈”那点事儿，很多女生在还有几天才来的时候就已经隐隐作痛了，常常因此耽误瑜伽练习，所以我总是推荐大家一个小秘方，减少了很多次误课的发生，身受此痛的您也试试吧。

食材准备

生姜1块，艾叶10克，鸡蛋两枚，两碗水。

做法

1. 生姜去皮切3大片，艾叶10克用清水洗一下，和鸡蛋一起放入砂锅中加水煮。

2. 煮熟鸡蛋以后，剥去蛋壳再放回到锅中继续煮，直到水只剩下一半，喝汤吃蛋。

每天1次，每次一两枚鸡蛋，味道不错，效果不差，针对很多女生的气血亏虚、痛经淤血、经期腹痛或者腰痛等症状都适合。

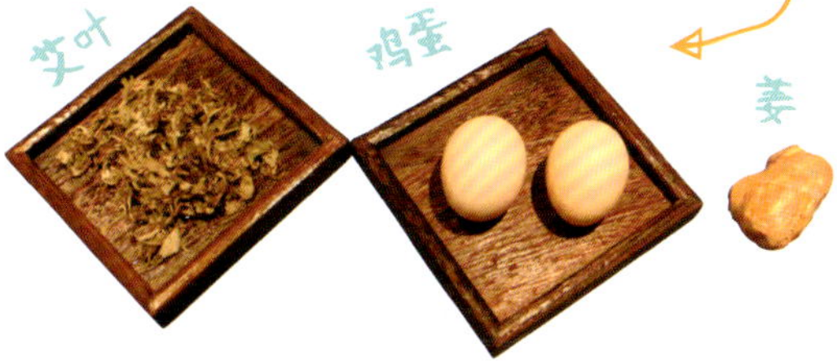

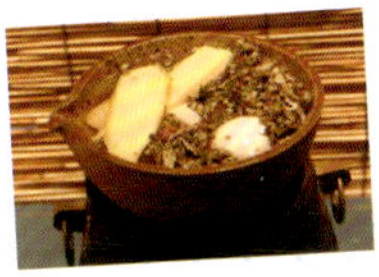

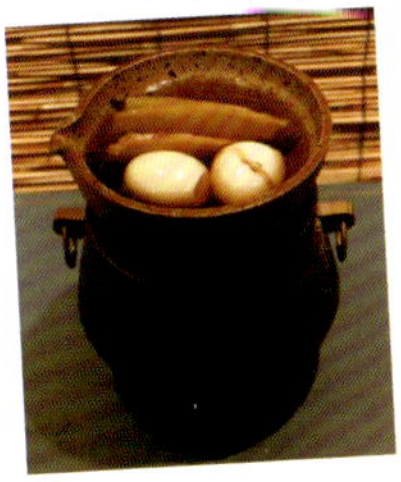

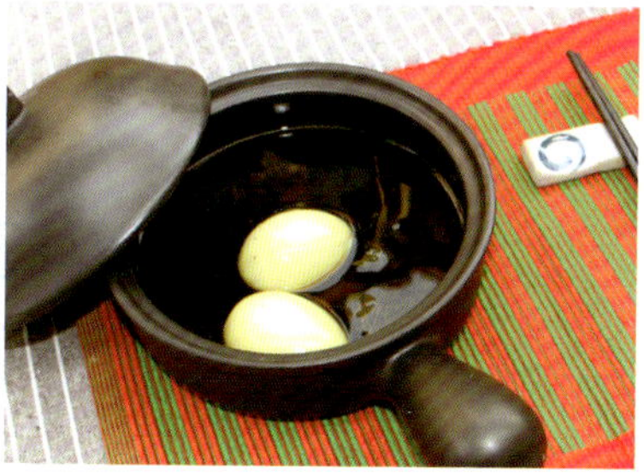

大寒·升阳

Great Cold

时间真快，一眨眼我们已经来到了一年中的最后一个节气——大寒。

这大寒虽说是一年中最后一个节气，但结束也同时意味着开始，这是新旧年份交替之际，也是冬天向春天过渡之时，所以它承前启后，养生意义至关重要。

那该怎么养呢？我们来详细聊聊。

首先中医的观点是春养肝、夏养心、秋养肺、冬养肾，然而一年四季皆养脾。根据我的经验，每个季节的最后一个节气都是养脾的关键时期。冬天，我们的脾胃已经很忙碌了，吃这补那的，所以大寒这个节气要做的不是补了，关键是要"升"了，要增加各种"养升"的食物，因为过了大寒就是春天，春天阳气升发起来才有活力。

大寒美丽功课

三九抑郁推肝经

小莲是一个比较忧郁的女生，每天都闷闷不乐，来练瑜伽时也是，总是把位置选在最后面。眼看着就要到大寒了，我担心她的心情会受到影响。

这天练完瑜伽，约她聊天，我说："我猜你的手掌虎口一块是发青的，不信你看看。"她低头一看果然是。然后我接着说："你是不是总觉得平时两边肋部发胀或者疼痛？"她的眼睛立刻就睁大了："是有，已经好长时间了。"我说："我还知道你会在一个人的时候没有缘由地流眼泪。"她惊讶地嘴巴都张大了。

我说："因为它写在了你的脸上和手上，首先你从来都不笑，一直都眉头紧皱，代表你有心事。心事重了会形成肝郁，表现在手掌上，就是虎口的位置呈青色。发青伴随着鼓胀的话多是肝郁已经引起两肋胀痛或者经行乳房胀痛以及乳腺增生一类症状了。"

肝郁的人有两个典型的表现，一个是常会莫名其妙地流泪伤心，另一个就是没缘由地叹气，常常觉得胸闷，要长叹一口气才会畅快一些，这叫"善太息"，如果您出现这种状况就可以知道自己属于肝郁，要赶紧疏肝解郁。

中医讲肝主疏泄，人体的气都靠肝来疏泻，一旦肝郁，全身的经络之气就不通了，不通就会得病，所以肝气的疏通最重要。肝气一通，百脉皆通。

怎么疏肝解郁呢?

教给您女人最强的通肝经方案——开弓解郁式。小莲练了一遍以后，马上感觉到心中畅快了，浑身暖意好像一直暖到了心里，脸上也浮现出了笑容。

您想开心吗，马上练起来吧，首先需要我们自制一张弓，就是一根松紧带，平时衣服上的那种，大概20厘米长，两端打一个死结结成环，弓就有了。

双腿打开两肩宽，轻微弯曲，呈蹲马步的样子，双手于胸前握住圆环的两端。

吸气时，右手不动，左手向左侧拉伸，一直把手臂伸展至伸直，吸足气以后闭气3秒钟，呼气时用嘴巴吐气，同时把右手松开，将“剑”射出。然后换右侧做同样练习。

左右替换做完为1次，共做10次。它可以疏肝理气，解肝郁，缓解胸闷，消减手臂赘肉，改善乳腺增生症。

补肾养阳

阴虚阳虚都管用的太溪穴

中医认为肾为先天之本，是人生长发育的基础，是元气的仓库，因此肾经的保养特别关键。

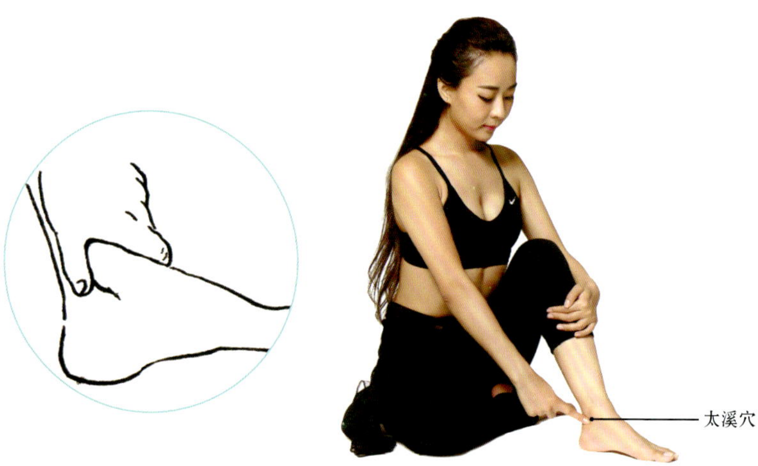

捏一捏脚踝太溪穴，补肾藏精。

太溪穴在内踝后方，在内踝尖与跟腱之间的中点凹陷处，临床上常用来治疗月经不调、遗精、阳痿、咽喉肿痛、牙痛、耳鸣、下肢厥冷等肾虚症状与泌尿生殖系统疾患。这个穴位上有动脉可见，溪乃水流之处，有动脉则水之形见，故曰太溪。太溪穴为肾经原穴，肾有藏精主生殖的功能，每次点按与温灸各5～10分钟有滋肾阴、补肾气、温肾阳之奇妙功能，奇效不可言，相当于六味地黄丸加金匮肾气丸之功效。

说起肾虚来，首先要区分肾阴虚与肾阳虚。我想这是大多数读者的困惑，肾阴虚的典型症状是潮热、盗汗、手心和脚心烦热、口燥咽干，功能方面会有遗精、梦遗、早泄等症状。肾阳虚的典型症状是腰膝酸软、不耐疲劳，经常觉得乏力、四肢发凉、喜热怕冷等，男士往往会出现勃起功能障碍、早泄、滑精等性功能问题。二者最显著的差别表现为阳虚怕冷，阴虚发热。

一般补肾阴的是六味地黄丸，补肾阳是金匮肾气丸。很多人就是不太好区分，自己到底是阴虚还是阳虚，当您分不清的时候，可千万别乱吃药。去按摩太溪穴就好了，这个穴位的神奇之处就在于平补阴阳，所以当您拿不准自己到底是阴虚还是阳虚的时候，按摩太溪穴就最靠谱了。

踩核桃强肾法

我们常看到老北京人会在手里握两个核桃转，这个动作能舒活气血。时间久了，那核桃锃亮锃亮的特别漂亮。我的奶奶也有一对这样的核桃，打我小时候一直到现在，这两个核桃已经被打磨得圆润光亮，但却不是用手磨亮的，而是用脚。

有的人觉得新鲜，说："老太太您干吗踩两个核桃呀，人家都是放手上把玩，您这搞错了。"奶奶笑呵呵地说："没错没错，我这核桃就是用脚踩，多亏了这对核桃，我这么多年来，耳不聋，眼不花，腰不疼，血压也不高。"人们就更稀罕："这核桃是什么品种呀，这么神奇？"

其实，神奇之处不在核桃上，而在踩的位置上。奶奶每晚都用热水泡脚，擦干以后，就把这两个核桃放地上，一脚一个，用脚底踩揉一通以后，就重点落在脚心的涌泉穴上——它在前脚掌下窝的位置。这里其实就是足底反射区里肾脏的反射区，足疗师按到您这里，若您喊疼，他一准说您肾虚。找准这个位置，就找准身体上的补肾药了。它是肾经开关的穴位，是肾经的井穴，肾的经气从这里发源流淌，所以只要保障

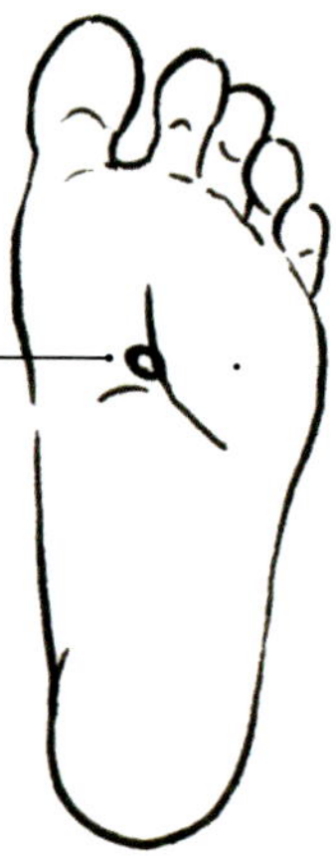

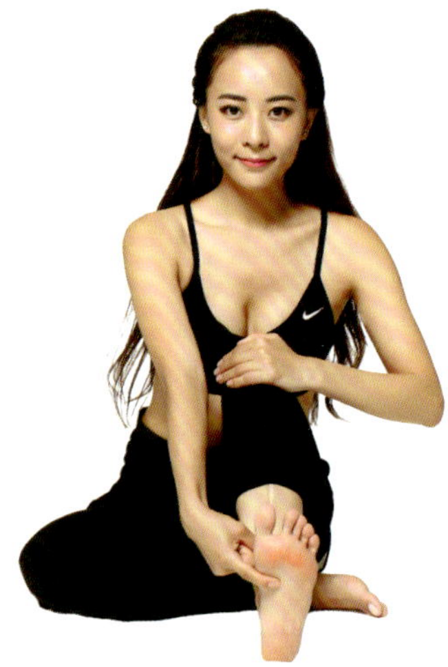

踩踩涌泉穴，能补肾气、治耳鸣、降血压、调睡眠。

水源通畅，自然肾水充足。每天晚上看电视的时候，脚底放两个核桃用涌泉穴踩住，让这个穴位有酸胀的感觉，就可以补肾气、治耳鸣、降血压、调睡眠。

升阳强腰的虎式

在大寒这个新旧交替的节点，激发一下阳经能提升新年的活力，补阳气、抗抑郁，给明年开个好头，春天时能量升发得更好。

所以大家一起来练习一个能强化阳气、活化腰背的虎式。这个动作是在小寒练的瑜伽——猫式的基础上延伸过来的，能加强激发到督脉，提升阳气。

这个动作是猫式的加强版，在激发督脉的基础上还加入了对下肢的锻炼，能使督脉阳气更好地输送到下肢的经络。尤其是爱穿丝袜、短裙的女士们更要多练习这个动作。

1 像猫式那样，保持四肢着地的动作，不同的是我们这次要把两腿并在一起。

2 吸气时，向内屈左脚，同时低头，让鼻尖向下去碰触膝盖。

③ 呼气时抬头，同时把左腿向后伸出，让腰向下沉。练完左腿换右腿做同样的练习。每侧各保持5～10个呼吸。

练习虎式的要领有两点。一是左侧练完再换右侧。二是练习中注意重心，不要失去平衡。

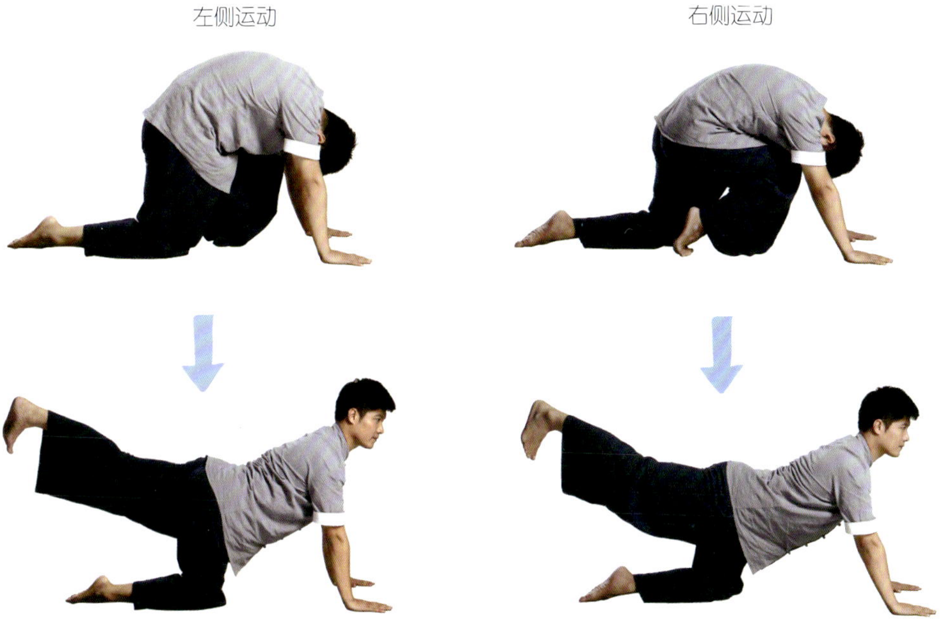

锻炼下肢的虎式，冬天爱穿短裙的女生要多练。

桂香活力茶

大寒已经到了冬天的尾巴了，天气那叫一个冷，再加上很多女生身体本就阳虚体寒、手脚冰凉，这个时节就更不好“挨”了，别着急，教您个小秘方吧。

食材准备

肉桂1小段，生姜1块，红茶5克，鲜牛奶250克，蜂蜜适量。

做法

1. 将肉桂掰成两三段，切3片姜，加上红茶和牛奶一起放入锅中煮，煮开以后再小火煮5分钟。
2. 将茶渣去掉，奶茶倒入杯中，再加入适量蜂蜜调味。

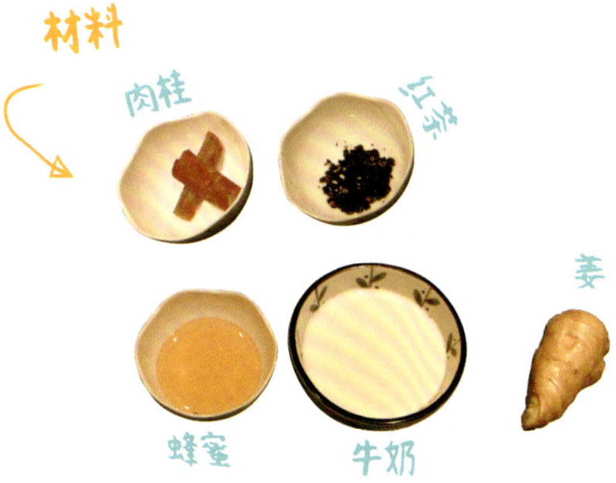

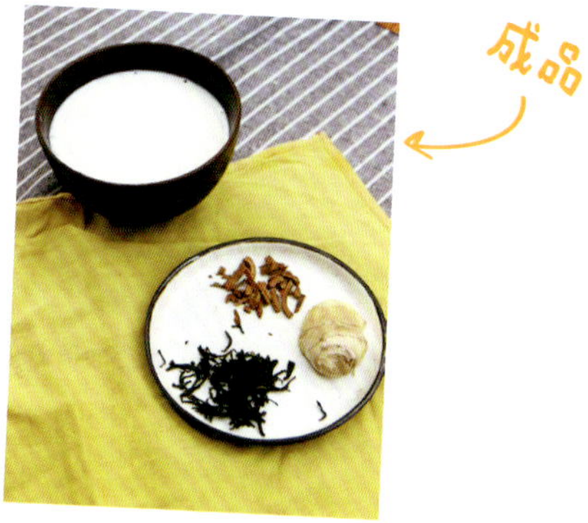

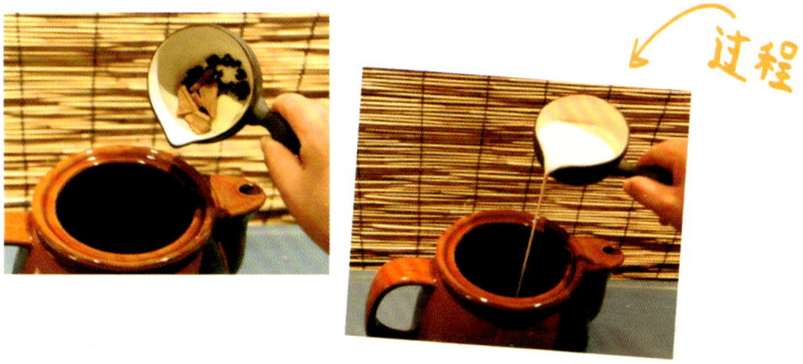

附录：美人手作

时下，各大护肤品牌都在主打古方草本牌，古人的生活源于自然，美容的方式也取之自然，比起今日的分子补水、纳米除皱等护肤方法来说，少了些科技含量，但却多了份贴近生活的情趣.

比方说古方中有一个三花除皱方，春取桃花，夏摘荷花，秋采芙蓉花，阴干，不拘多少，冬以雪水煎汤，频洗面部，可以活血散瘀，润肤除皱。

听完，或许你已有些淡淡的忧伤，一个美容方子需要花一年时间来收集，但这就是古人的生活，等的了春夏秋冬，才能享受风花雪月，真正的护肤品缘于心中有美存在。

美好的心情加经典古方，必会换来如花容颜，心情有了，那方子在哪里呢，且听下面分解。

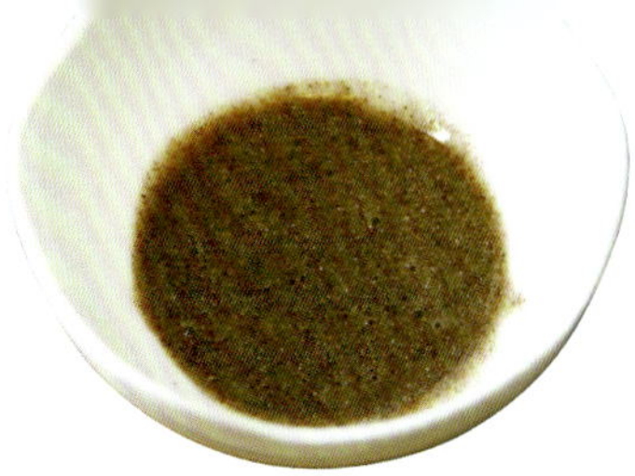

自制古方美肤祛痘洗面奶——“莹肌如玉散”

＊一个神奇美容方的传说

话说清朝时，有一个地位显赫的贝勒，打算让儿子世袭自己的爵位，可儿子脸上长了一大堆痘痘，形象不佳，怕进宫面圣时吓着皇上。

事关家族命运，“小痘痘”把王府上下搅成了一锅粥，御医煎的药，小公子喝了一碗又一碗，可脸上的痘痘总是灭了又卷土重来。

有一天，这个公子外出游玩散心，在一个山脚下看到一个老婆婆高一脚低一脚地在崎岖的路上走着，便好心搀扶着她。

老婆婆到家后，给了这位公子一个小纸包，让他每天洗脸的时候放一些包里的粉末在水中化开。这位公子依老婆婆的话去做，一个月后，脸上的痘痘竟全都神奇地消失了，连一个小印子都没有留下，活脱一个帅气小鲜肉。

家庭背景加上高颜值，这位公子的前程当然青云直上喽。这神奇的粉末，源自一个古老的美容方子——“莹肌如玉散”。

莹肌如玉散

【材料】绿豆粉60克，白芨、白芷、白蔹、白僵蚕、白附子、天花粉各30克，甘松、山柰各1.5克，防风、藁本各6克，皂角100克。

【制法】将所有配方研成细末，瓶装密封备用。

【用法】每日洗脸时倒入10克于水中，化开后洗脸。

【功效】祛痘，消除痘印，美白嫩肤。

绿豆

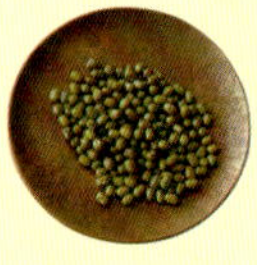

白芨

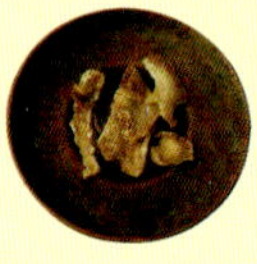

白芷

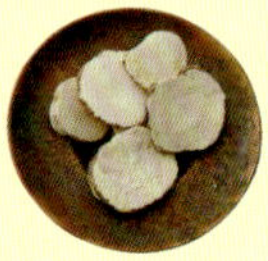

白蔹

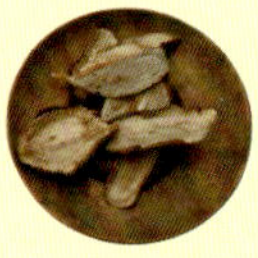

白附子

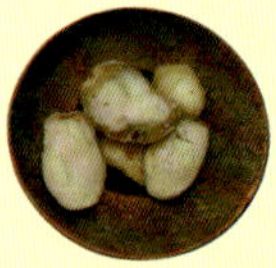

天花粉

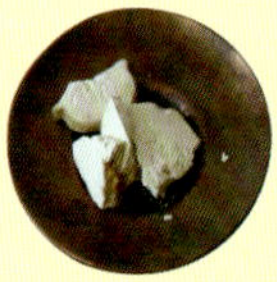

甘松

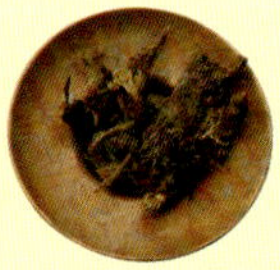

山柰

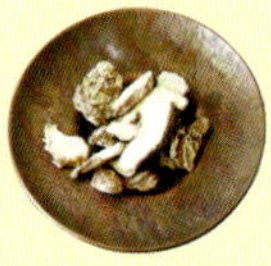

白僵蚕

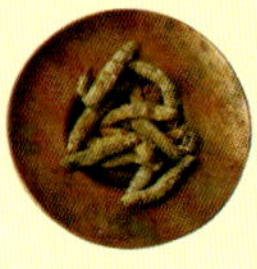

防风

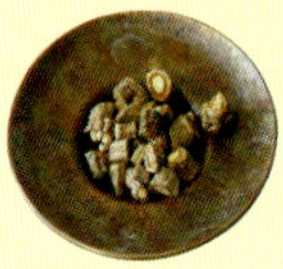

藁本

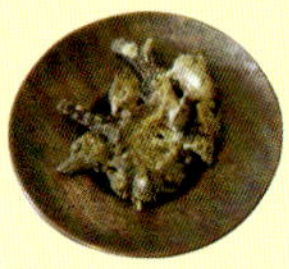

皂角

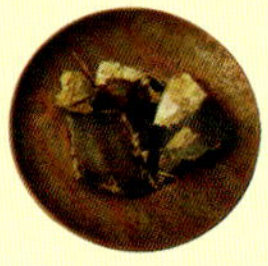

迷罗老师讲解

这一服美容方子，配制不难，都是中药店里常见的草药，配下来约是五六十块钱的样子，大概可用五六十次，也就等于每次一元钱。配药时也可以再加香茅1.5克，零陵香6克，它们可使这方子香气袭人，用起来用舒心。

【皂角】味辛，性温，除湿毒、治疮毒。

【绿豆粉】清热解毒。

【天花粉】除热，生津液，益阳气。

【防风、藁本】均为祛风解表、除湿之良药，可抑治病菌、病毒损伤皮肤。

【山柰】可辟秽化浊。

【甘松】可使皮肤由黑变白。

【香茅、零陵香】能使药气芳香。

每日睡前用一次，用药液反复浸洗面部，尤其是有痘或痘痕的部分。

这“莹肌如玉散”香气袭人，除湿解毒，又可使皮肤变得白白嫩嫩，三效合一，粉刺、痘痘、暗疮统统消失，从此镜子中只有美好的自己。

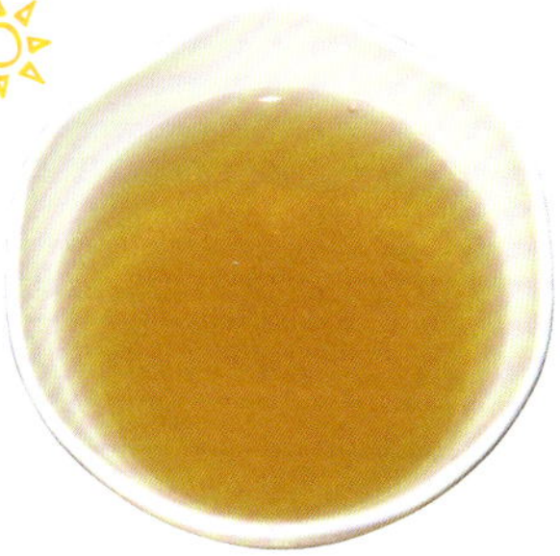

自制祛湿沐浴露

＊出水芙蓉，做一个晶莹剔透不黏腻的女子

湿气在每个人体内都有，最明显的表现就是汗黏、浮肿、虚胖、无力。

湿气形成的因素除了饮食和气候，还有一点很重要，我们日常生活极易忽视的一种行为习惯，就是洗澡。

洗澡不会导致体湿，但总是在很晚的时候洗澡就容易了，这是因为到了晚上是身体防护力最弱的时候，阳气伏于内脏，体表缺少保护，所以洗澡的话湿气就很容易进入到体内了。

建议早晨洗澡，因为早晨阳气升发于体表，是人们身体状态最好的时候，而且早晨洗澡还能让人感觉身心轻松。

在对的时间洗澡，配上祛湿沐浴露，这样祛湿效果最好。

自制祛湿沐浴露

【材料】生姜100克、陈皮30克、干薄荷30克，蜂蜜1斤。

【制法】将生姜去皮切片与陈皮、干薄荷一起煮水，水要没过材料并再多出一个指甲高度才可以。然后煮成浓汁，煮成小半碗的量，之后再兑入1斤蜂蜜即可。

【用法】洗完澡后擦干净身体，把沐浴露均匀地涂抹在身上，10分钟后再冲掉。

【功效】此方不仅使肌肤细腻、水润，而且祛湿效果极佳。

生姜

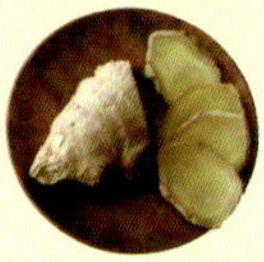

陈皮

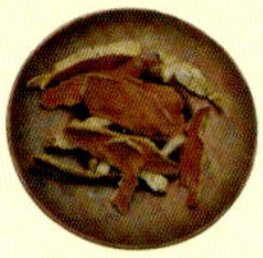

干薄荷

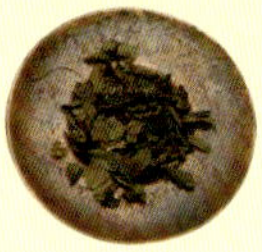

蜂蜜

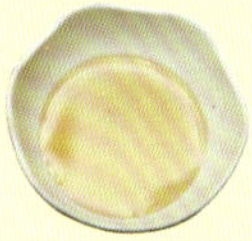

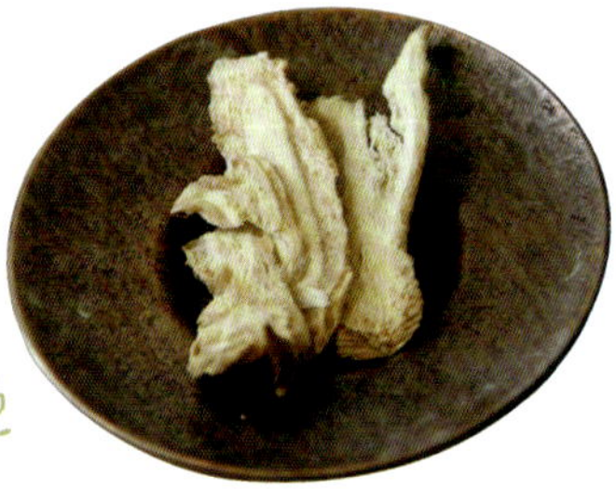

关于当归的传说

当归是一款妇科圣药，它有补血、活血、调经、止痛的功效，是女子的最佳“闺密”。

它还有一个传说。

相传有个青年要上山采药，他对妻子说三年后回来，谁知一去，一年无信，两年无音，三年仍不见回来。妻子因思念丈夫而忧郁悲伤，得了气血亏损的妇女病，随后改嫁。谁知命运造化，改嫁后未过几日，丈夫竟归来了。妻子对丈夫哭诉道：“三年当归你不归。”

丈夫也很懊悔，得知妻子因思念成疾，后把采集的草药根拿去给妻子治病，竟然治好了她的妇女病。此药即为“当归”。

当归内服，与不同药配伍，可调理女性很多问题。外敷也可滋养、美肤。你说它棒不棒？下面推荐两款与当归有关的自制美容方。

祛斑美白面膜

【材料】当归、白茯苓各两克，蜂蜜、牛奶适量。

【用法】将以上材料打成细粉，睡前用温水洗脸后，蜂蜜调匀，取适量于手中，再放一勺牛奶在手中调匀，在脸上均匀涂抹，轻柔按摩片刻洗净即可。

【功效】此方具美白嫩肤、提亮肤色、祛斑之效。

自制美白面膜

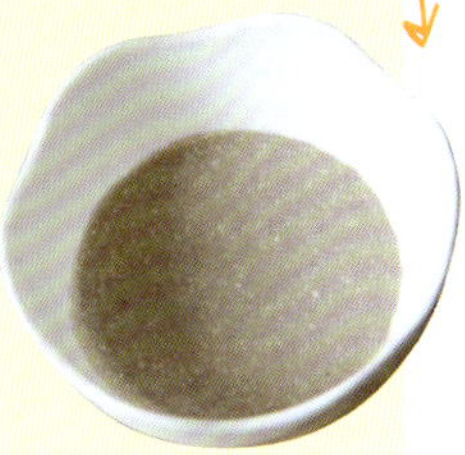

【材料】珍珠粉两克、当归粉5克，蜂蜜、酸奶适量。

【用法】将以上材料混合调成糊状，敷面25分钟后洗去。

【功效】此方具美白补水、保湿润肤之效。

珍珠粉

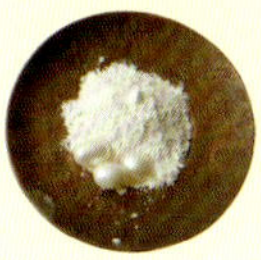

当归

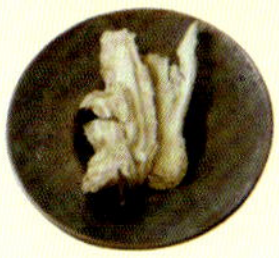

蜂蜜

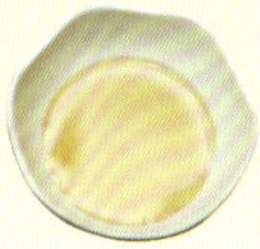

酸奶

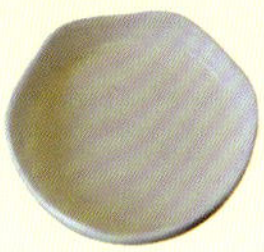

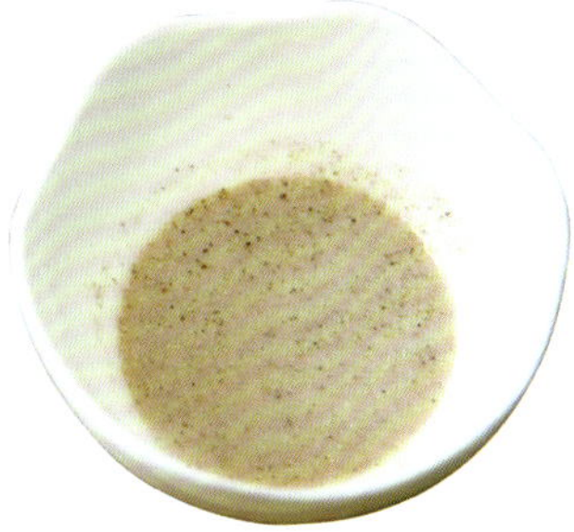

自制瘦脸霜

“毕竟西湖六月中，风光不与四时同。接天莲叶无穷碧，映日荷花别样红。”荷叶在中医中被认为味甘、性寒，有清热解暑、祛湿利水之效。《本草纲目》中就曾记载荷叶能“生发元气，散瘀血，消水肿”。

干荷叶也可入药，每逢六七月，鲜荷叶被采收，晒至七八成干，对折成半圆形，放阴凉通风处晾干。

薏仁味甘、淡，性微寒；归脾、胃、肺经；具有美白淡斑功效，同时能排水利湿。

干荷叶再与薏仁配伍外敷，可有效改善浮肿，并可起到瘦脸的功效。

自制瘦脸霜

【材料】干荷叶10克，薏仁磨粉两茶匙。

【制法】将荷叶放在水中，水量刚好没过荷叶，煎煮两三分钟。

【用法】用荷叶水与薏仁粉调和敷脸即可。

【功效】可有效消除浮肿、瘦脸。

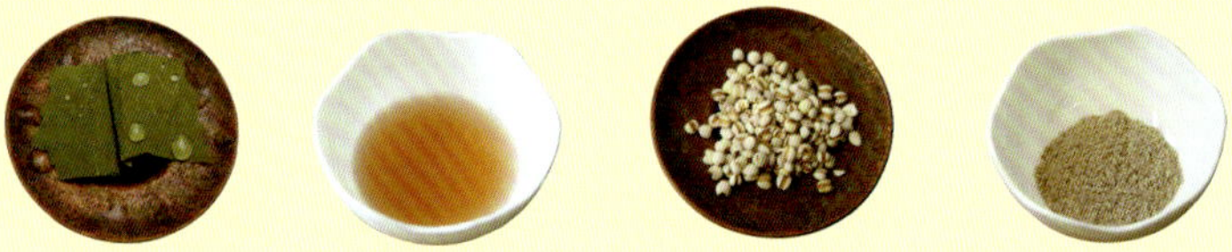

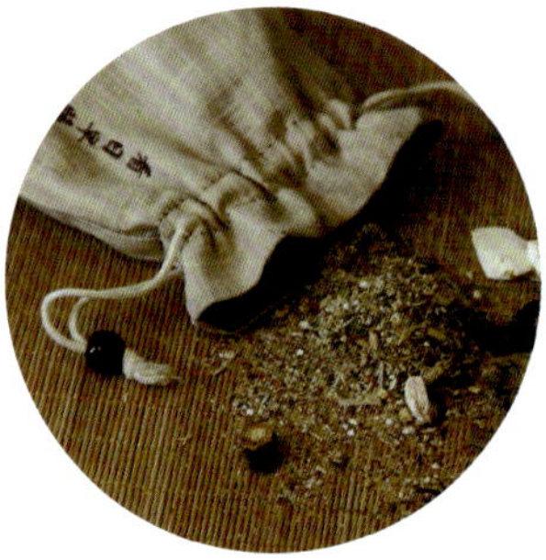

做一个蕙质兰心香囊

蕙质兰心，常用来比喻女子高洁。

唐朝诗人王勃的《王子安集·七夕赋》里提到："金声玉韵，蕙心兰质。"

兰花似的本质，蕙草样的心地。比喻女子心地纯洁，性格高雅。

每当听到这个词，小芳脑海中总会浮现出一丛兰花，清淡香雅。迷罗老师却说"兰"并不是指高雅的兰花，而是一种草。

蕙、兰都是香草名。兰草和惠草是古代常用的香草。

兰草

兰草并不是今天普遍的兰花，而是菊科的佩兰和泽兰，从夏朝起就有逢端午，采兰草煮汤以洗浴的习俗。人们认为这样做可以去风疾，拔除不祥，因此端午又称"浴兰节"。

惠草

惠草是古代著名的香草，尤其在零陵多产，故又有“零陵香”之称。此药常用以治心腹恶气、齿痛、鼻塞等症。

兰如君子王者香

孔子于山谷中喟然叹曰：“夫兰当为王者香。”兰草是古代最重要的香料之一，有各种用法，可内用也可外用。

香囊自古就不只是一件饰物，除了寄情相思、装饰的功能之外，更有保健的作用，迷罗老师整理了春夏秋冬四时香囊，还可以因不同体质，如气血虚、脉气郁、体寒湿等配制有针对性的香方。

在秋分时节，天气干燥转凉，迷罗老师与大家分享一款佩兰香囊，随身佩戴，淡淡香气随身，可预防呼吸道疾病，提升体质，做一个蕙质兰心的香女子。

蕙质兰心香囊

【材料】桂枝、佩兰各5克，丁香、冰片各3克，高良姜两克。

【制法】以上香药研成粗粉，装入小布袋中封口，随身携带，或挂于办公位置、车上。

桂枝

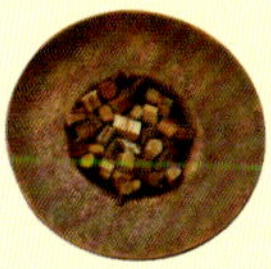

佩兰

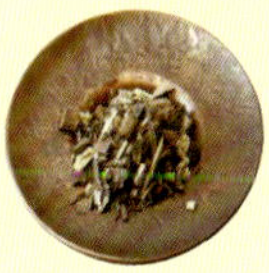

丁香

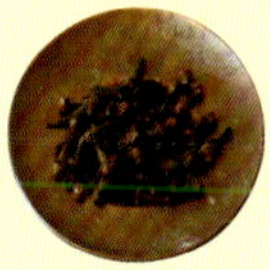

冰片

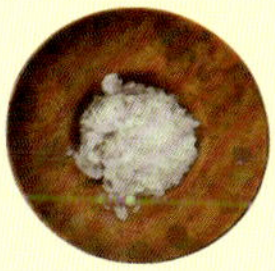

高良姜

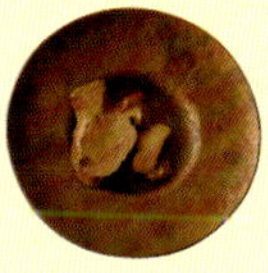

迷罗老师提醒

自制香囊不能过多放入“香粉”，一般占到袋子的三分之一即可。也不要零距离闻香，适量置香，悬挂、佩戴香囊让香味自然散发是最佳的方式。

图书在版编目（CIP）数据

24 节气美人方 ／ 迷罗编著 ． -- 北京 ：北京联合出版公司，2017.8（2020.12 重印）

ISBN 978-7-5596-0411-8

Ⅰ．① 2… Ⅱ．①迷… Ⅲ．①女性－保健－基本知识 Ⅳ．① R173

中国版本图书馆 CIP 数据核字 (2017) 第 108031 号

24 节气美人方

作　　者：迷　罗
责任编辑：管　文
封面设计：胡椒设计

北京联合出版公司出版
(北京市西城区德外大街 83 号楼 9 层　100088)
天津丰富彩艺印刷有限公司印刷　新华书店经销
字数 126 千字　710 毫米 ×1000 毫米　1/16　11.75 印张
2017 年 8 月第 1 版　2020 年 12 月第 5 次印刷
ISBN 978-7-5596-0411-8
定价：59.80 元